科學抗老，健康到老

旅美50載外科醫師教您的31個長壽之道

蔡榮聰 著

目次

推薦序 仁慈勇敢的善醫——推廣永遠年輕之道／陳建仁 —— 5
推薦序 從健康科普談日本人為什麼長壽？／謝長廷 —— 9
推薦序 健康快樂「喫百二」／張宏泰 —— 13
推薦序 從烏克蘭戰地到寫字檯前，一位醫者的全球關懷／廖筱君 —— 15
作者序 —— 19
前　言 —— 26

第一篇
人類老化、醫學進展及未來社會變化

1　老化現象 —— 33
2　平均壽命 —— 37
3　老化的印記和標誌 —— 41
4　新陳代謝症候群 —— 47
5　老人失智（阿茲海默症） —— 53
6　免疫系統 —— 57
7　實際年齡和生物年齡 —— 68
8　藍區的長壽祕密 —— 73
9　老化醫療對社會經濟的影響 —— 79

第二篇
從細胞學與生物化學角度探討老化過程

10　細胞 —— 85
11　單一細胞的啟示 —— 91
12　端粒酶和山中因數 —— 96
13　幹細胞 —— 103
14　基因治療 —— 108
15　暴君基因 —— 115
16　胚胎學 —— 123
17　高血糖、高脂肪、高血壓 —— 130
18　癌症 —— 136
19　微生物 —— 144

第三篇
日常生活健康指南

20　運動 —— 153
21　肌肉和肥胖 —— 159
22　睡眠 —— 164
23　營養 —— 173

24　食物 —— 180
25　營養補充品和維他命 —— 186
26　腸胃健康與和諧 —— 192
27　器官移植 —— 199
28　長壽藥 —— 207
29　歡笑幽默 —— 214

第四篇
未來科技與長壽的挑戰

30　超人和人工智慧 —— 221
31　氣與電壓伏特 —— 226

結語 —— 233
青春不老實用資訊 —— 237
謝辭 —— 243
Epilogue —— 246
參考文獻 —— 249
英中名詞對照 —— 267
關鍵字索引 —— 269

推薦序

仁慈勇敢的善醫
推廣永遠年輕之道

前副總統　陳建仁

　　蔡榮聰醫師出生於嘉義市，畢業於中國醫藥學院，他曾在美國擔任外科醫師和外科主任，以及在紐澤西州和紐約州的兩所大學醫院的臨床副教授。他在1982年被選為美國外科學院院士，1990年擔任紐澤西州中美醫學會會長。他在2003年成立「大紐約區海外台灣人筆會」並擔任創會會長四年，團結美東文人，以筆會友並以中、英文發文顧台。2008年接任「北美洲台灣人醫師協會」總會長。他也曾經擔任僑務委員六年，參與很多海外台灣人的事物，深愛台灣。2019年榮獲美國夢想家獎，是唯一的亞裔台灣人。2020年出書《從醫開始》，細述旅居海外共同參與台灣民主發展過程、提出對政治的針砭與抱負，和留美四十五年外科生涯的回憶。

2003年北美洲台灣人醫師協會的王政卿總會長，邀請江漢塗醫師成立國際義診團，前往格瑞那達進行醫療服務。該協會接著與外交部、僑委會合辦每年一次或兩次的國際義診活動，提供中南美洲台灣邦交國的人民先進的醫療照護。2008年蔡醫師曾帶領義診團，到巴拿馬、海地、瓜地馬拉、多明尼加共和國進行醫療服務。國際義診成了北美洲台灣人醫師協會老、中、青三代醫師的共識，他們宣示「治療病人是我們的熱忱，國際義診團是我們的使命召喚」。

　　2023年8月，蔡醫師邀請八位台灣醫師和六位台美人醫師組成國際義診團，前往烏克蘭進行兩星期的義診活動，除了星期日，每天都在利維市立總醫院工作。蔡醫師接受媒體訪問時表示：「烏克蘭義診活動讓我們獲得許多寶貴的經驗，尤其是在戰地環境下的醫療困境。我們見證了烏克蘭人民的勇氣、對自己國家的忠誠，以及對子孫未來的關切。」他認為：「台灣人民要與烏克蘭人民站在一起，贏得這場戰爭。如果烏克蘭贏得戰爭，就會震懾中國不敢攻打台灣；台灣要幫助烏克蘭，兩國的團結有助於降低台灣海峽的戰爭風險。」我在2024年7月，應邀在「全美台灣同鄉會」的「美東夏令會」演講「台灣永續發展與台美邦誼巔峰」，蔡醫師也在夏令會分享烏克蘭義診團的經歷及見聞，令人感動！蔡醫師真是仁慈而勇敢的善醫！

蔡醫師很重視醫學知識的推廣，並且積極建立醫病良好溝通的平台。他在2003年曾經發表《決戰癌症》一書，根據他自己抗癌三十載的經驗，與讀者分享癌症末期病人的艱難與痛苦、癌症病人的護理照顧。他也詳細以圖示說明各種癌症的成因、症狀、診斷與治療，另外也加入九位癌症病友的經驗分享。這是一本癌症防治的科普好書，從書中可以看到蔡醫師的優異的醫學專業，以及對病人的關懷。

最近蔡醫師又完成《科學抗老，健康到老》一書，我很高興也很榮幸能夠應邀寫序。這本對抗老化的新書，主要分成三部分，首先介紹全球人口老化的趨勢，以及先進國家如何因應的對策；接著從細胞學、生物化學來說明老化的過程，分享最近科學研究的嶄新發現；最後敘述簡單可行的維持「長生不老」的步驟，期使每位讀者都能夠以最少的付出，來得到最佳的「長生不老」，能夠活得老、活得久、又能健康快樂。

蔡醫師提到「老化」最近被大膽的定義成一種疾病，而不是生命的自然歷程。他在過去兩年，積極閱讀老化相關文獻，並且身體力行維持健康年輕之道。他從生物學分析老化的成因和現象，設想出防止老化的妙方。他在每一個章節都用深入淺出的文筆來敘述，讓讀者體驗「當自己生命主人」的重要性，作為自己的醫師，積極改變生活形態，包括運動、飲食、睡眠等習慣，輕而易舉的成為一個活潑、健康、又快樂的永遠年輕人。希望蔡醫師的這本大作，能夠幫助大家「設定目標、安排步驟、自我信任」，努力享受高齡快樂的健康生活！

推薦者介紹

畢業於美國約翰霍普金斯大學公共衛生學院的流行病學家，曾任台灣大學教授、公共衛生研究所所長、流行病學研究所創所所長、公共衛生學院院長、中央研究院合聘研究員、特聘研究員、副院長。也曾任衛生署署長、國家科學委員會主任委員、第十四任副總統。研究領域包括流行病學、人類遺傳、預防醫學與公共衛生。發表八百餘篇學術論文，已被引用超過十三萬次（Google Scholar 統計）。曾獲總統科學獎、中山勳章，並獲選為中央研究院院士、世界科學院院士、蒙古科學院名譽院士、美國國家科學院外籍院士、梵諦岡宗座科學院院士。中文著作包括《流行病學》、《環境與健康》、《流行病學原理與方法》、《小大人公衛素養課》、《因果螺旋》。

推薦序

從健康科普談日本人為什麼長壽？

前行政院長　謝長廷

我在擔任駐日大使期間，時常被問到一個問題：「日本人為什麼長壽？」

從氣候和地理環境看起來，日本四季分明，但並非四季如春，大部分地區冬天嚴寒，夏天酷熱，加上地震、颱風、暴雨洪水等天然災害頻繁，常造成眾多生命的死亡，所以氣候和地理環境顯然不是造成日本人長壽的原因。

但依世界衛生組織（WHO）的統計，歷年來日本人的平均壽命名列世界前矛，今年女性87.14歲，連續39年排名世界第一，超過台灣約4歲，而日本今年超過百歲的人已經達9萬5千多人，創歷史新高，是台灣的18倍（人口為5倍）。很多人好奇問日本人長壽的原因。我自己這幾年也持續蒐集相關資料，試圖提出解答。

健康是身心靈平衡的狀態。長壽的原因很複雜，不能用單一因素解釋：醫院的普及、醫療技術及設備、健康保險制度、飲食特色、運動習慣、樂觀知足等等，都會影響健康及壽命，此外，從日本的例子看，健康科普和健康志向也是非常重要的因素。如果國民都關心健康議題，並努力想要過更健康生活，那麼就會追求健康的智識，要求政府提供健康環境和政策，整個社會的健康水平一定不斷提升。台灣在這一點，其實不輸日本，網路、電台、電視的健康資訊，令人眼花撩亂，有介紹更有教學，國民追求健康的志向很強烈，不過，健康知識不但數量多，而且日新月異，有些「知識」已經落伍甚至證明是錯誤，所以健康科普也要注意品質的精確性。

我剛擔任大使時，看到日本國家電視台NHK時常介紹健康新知，都有科學研究根據：尤其有一年推「人體」這個大單元，介紹細胞互相傳遞訊息的功能。那時覺得很新鮮，陸續記錄了100個健康新知識，但幾年後很快變成常識，台灣也有了。所以健康知識要正確而且跟上時代很重要，只要強化這一點，相信台灣人會和日本人一樣長壽。

本書作者蔡榮聰博士是醫學專業，本書資料是他花費多年所蒐集，可以說是高品質的健康科普。他以科學方法設定「長生不老」為目標，並提出具體實踐方法，呼籲讀者有信心和意志去實現，對很多人，尤其是中老年人可以說是一部長壽健康的福音和指南。

「長生不老」是有限生命人類的悲願。古今中外各種修仙、煉丹、或練功，最後大多希望能金剛不壞，長生不死，雖然歷史上沒有人能由科學證明脫離生老病死的宿命，但人類對長生的追求也從沒有放棄，近年科技突飛猛進。健康的研究已經落實在細胞層次，粒腺體、端粒（Telomere）、基因工程、幹細胞、再生醫療等各方面不斷突破，再加上運算科技的進步，過去要花上一年的複雜計算，例如醫藥化學的成分混合、植物各種種子的配對、基因染色體的計算等，現在用次世代超級電腦或AI只要一、二十秒即能解答，因此糧食、氣候、健康、醫療很多複雜的問題，都可以輕易解決。

過去兩百年來，人類平均壽命增加近一倍，並在持續增加中,有研究說今年出生的嬰兒,可以活到130到150歲,再加上上述醫療相關科技的進步,有一天活到300歲甚至500歲也不是不可能,於是「長生不老」的希望重新燃起,「老化是可以治癒的病」,也成為為很多論文或書籍的名字。

老化如真的是一種病,而且可以治癒。那邏輯上,老化病痊癒後就不再老化,不老長生真的不再是達不到的夢,雖然現在沒有辦法馬上達到治癒老化病的理想,但至少可以做到減輕、改善或緩和老化的症狀,感謝蔡博士寫了這本好書,也希望大家依照書上設定的方法,下定決心並自信持之有恆的去做,相信每個人都有機會享受一個不老且健康的生活。

推薦者介紹

畢業於台灣大學法律系。以最優異成績通過律師考試,取得律師資格,同時也通過司法官考試。他於日本京都大學獲得法學碩士學位,並完成該校法學博士課程。進入政壇後,歷任台北市議會議員、立法委員、高雄市長、民主進步黨主席、行政院長、台北駐日經濟文化代表處代表。著有《流體太極:長壽又健康的真髓:身・心・靈・魂調和》、《幸福台灣・幸福經濟》、《未來:不一樣的台灣》、《噗plurk:長仔的噗浪日記》、《日出南方:謝長廷執政手記》、《謝長廷說故事:時事・寓言・台灣情》、《情定高雄:謝長廷港都日記》等,書寫對人生、政治與社會的深刻觀察,分享其豐富的人生經驗與智慧。

推薦序

健康快樂「喫百二」

全球健康發展協會理事長　張宏泰

　　蔡醫師是我們外科醫學界的泰斗先驅，長年在國外推動人類健康不遺餘力，不只在臨床手術也在公衛領域，著墨甚深。

　　我們知道人類面對愈來愈多的氣候變遷、生活高壓、多重污染的複雜環境，眾多的不良因子加速我們人體細胞衰亡，這阻礙人類抗老追求長壽的努力。

　　作者的專業背景和親身體驗，替我們發掘整理許多被我們忽視的健康法寶。

　　縱觀本書章節，涵括許多先進科學成果，如尖端細胞研究，基因編輯技術、嶄新幹細胞療法及生技藥物突破，但也有我們最易忽略的健康小常識。

　　作者以充滿鼓舞的話語加上實證的醫學理論，經由這些引人入勝的文字，已經讓我們驚喜發現逆轉細胞衰老是可能的。

　　《科學抗老，健康到老》一書可供醫學專業人士探討，更可提供普羅大眾分享，好書當然要推薦給好朋友，所以願此書能讓大家健康快樂「喫百二」。

推薦者簡介

張宏泰，國立陽明大學醫學系醫學士、部定外科教授、國立中山大學高階經營管理碩士、國立中山大學企管學系博士，曾任高雄榮民總醫院副院長、高雄市立聯合醫院院長、美國約翰霍布金斯大學腫瘤外科乳癌中心研究員，目前為全球健康發展協會理事長、馨蕙馨醫院榮譽院長、高雄醫學大學附設醫院顧問醫師及高雄市蓮馨關懷協會理事長。

推薦序

從烏克蘭戰地到寫字檯前，
一位醫者的全球關懷

資深媒體人　廖筱君

　　翻開蔡榮聰醫師這本書，就彷彿踏入一趟探索生命奧祕的奇幻旅程。

　　蔡醫師不僅是醫術精湛的外科權威，更是一位熱愛生命、關懷社會的人文思想家。他將畢生所學，從醫學的微觀世界，延伸至宏觀的社會議題，以淺顯易懂的文字，帶領讀者深入了解老化的機制、探討長壽的可能性，並分享實用的健康指南。

　　本書字裡行間，我們看到一位關懷全球的醫者形象躍然紙上。他悲天憫人的特質，讓這本以專業掛帥的醫學保健書籍，字字句句也可以很有溫度。蔡醫師長期在美國執業，對台灣人來說，是從他率領醫療團隊前往烏克蘭戰地，才慢慢認識這位心心念念為這塊土地奉獻餘生的醫師。因為他親眼目睹戰爭帶來的傷痛與苦難，他也曾將烏克蘭的所見所聞，化作文字，提醒我們珍惜和平、捍衛自由的重要，他將仁心仁術推己及人且淋漓盡致！

《科學抗老，健康到老》是一本關於生命、健康與希望的書。這本書的內容豐富多元，從細胞學、生物化學的角度探討老化的機制，到運動、飲食、睡眠等生活習慣的改善，再到未來科技對長壽的影響，無一不涵蓋。讀者不僅能從中獲得豐富的醫學知識，更能找到保持身心健康的實用方法。

蔡醫師的書從老化的現象切入，帶領讀者了解老化是如何從生理層面影響我們的生活。老化並不只是外在的衰老，更牽涉到我們身體內部的變化，如新陳代謝症候群和免疫系統的功能衰退。他清楚地指出，隨著全球人口的壽命延長，老化已成為一個關鍵的社會問題，並強調了我們如何需要更積極應對這一挑戰，特別是在面對像阿茲海默症等老年疾病時。

我和蔡醫師這兩年接觸頻繁，他更多次上我的YouTube節目「筱君台灣PLUS」和「筱君樂活PLUS」，他由淺入深的討論每一個醫療議題，都讓觀眾大開眼界，並帶來全新視野。此外，蔡醫師還有一個令人激賞的特質，他永遠樂觀，這對病患來說是最大的鼓舞，所以在他眼中，人類老化始終不是個大問題。他認為或許未來科技的進步，可能徹底改變我們對老化和長壽的認識。蔡醫師以其廣博的醫學知識，預見了基因技術、幹細胞治療、器官再生等尖端科技在未來的潛力。他也提到了胚胎學的研究，認為未來可能通過深入了解胚胎發育的過程，來探索如何從源頭上改變人體衰老的軌跡。

這部分的討論充滿了前瞻性，蔡醫師相信，在科技迅猛發展的未來，人類或許能找到更加有效的方法來應對老化的挑戰。然而，他也提醒讀者，科技雖然重要，但如何在日常生活中養成健康的生活方式，才是當下最實際和有效的長壽策略。

蔡榮聰醫師的新書全面剖析老化的議題，讓讀者重新審視每個人都將面對的生命過程。他的書不僅僅是一本醫學指南，更是一部關於如何以積極的態度迎接未來挑戰的啟示錄。蔡醫師用他的醫療經驗、科學知識和人文精神，為我們帶來了一本充滿智慧與希望的作品。無論是對老化感到困惑，還是渴望保持健康的人們，都能從中獲益匪淺。

蔡榮聰醫師不僅是一位醫生，更是一位思想家、一位作家。他以深厚的醫學知識為基礎，結合對生命的熱愛與人文關懷，為我們呈現了一幅關於生命、健康與希望的畫卷。這本書不僅適合醫學專業人士閱讀，更適合所有關心自身健康、追求長壽的人們。讓我們一起跟著蔡醫師的腳步，探索生命的奧祕，迎接更美好的未來。

推薦者介紹

廖筱君，現職 YouTube「筱君台灣 PLUS」、「REAL TALK 真實對話」、「筱君樂活 PLUS」節目製作人兼主持人。傑作文化事業有限公司總經理、豐臺新媒體股份有限公司總編輯、「生命方程：翁啟惠的科學傳奇」紀錄片監製／製作人。歷任警廣、經濟日報記者。TVBS、台視、民視、年代、東森電視台主播、主持人兼製作人（1994-2009 年）、三立台灣台總編輯、晚間新聞主播兼製作人、三立新台灣加油節目製作人兼主持人（2009-2022 年）。1998、1999 年以「民視晚間新聞」及「畫說台灣」入圍金鐘最佳新聞節目主持人、文化節目主持人；2000 年以「台視晚間新聞」入圍卓越新聞獎最佳主持人。多次擔任廣播金鐘獎和電視金鐘獎評審。2023 年擔任「赤心巔峰」紀錄片電影監製。

作者序

烏克蘭義診一年後和如何欺騙死亡

Who are we but the stories we tell ourselves, about ourselves and believe?

—Scott Turow

「今天是烏克蘭，明天就是台灣。」這是2023年初，友台的聯邦參議員林賽・葛瑞姆（Lindsey Graham）訪問烏克蘭後的報告，全世界譁然震驚，但是完全同意他的說法。

2022年2月24號清晨，俄羅斯總統普丁發動的特別軍事行動全面入侵烏克蘭，造成百萬難民、數十萬人死亡、億萬財產遭到破壞。他的理由是：自古烏克蘭就是俄國的領土，同樣的東正教信仰，同樣的民族祖先，類同的語言，它不是一個國家，它是不可分割的。

「烏克蘭有事，就是台灣有事。」基於人道考量和迫切性，北美洲台灣人醫師協會（NATMA）決定第一次在戰爭國家中義診。拜會陳建仁行政院長後，透過梵蒂岡協助「Taiwan can help」，加上曹興誠先生也願意出資協助，我就開始招兵買馬。烏克蘭跟台灣沒有邦交，路途又遙遠，所以這一次義診開始的準備遭遇到不少的困難，美國國務院甚至透過台灣駐美國代表處，也轉達資訊希望盡可能勸阻此行。

戰爭正在進行中有危險性，因此我們一直很低調，行程不公開，也一一的克服困難，8月28日在立法院召開的記者會，由北美、台醫師協會和游院長共同主持[1]。抵達烏克蘭後，外科在市立教學醫院進行手術，內科到鄉下教會門診早出晚歸，為期六天，民視的戰地專訪為NATMA的義診拍了三部戰地紀錄片「烏克蘭啟示錄」。[2]

印象中我們開車三個多小時到達邊界。花了一個多小時才

---

[1] https://www.ntdtv.com.tw/b5/20230828/video/372193.html? 旅美、台灣醫生組團前往烏克蘭義診人道支援
[2] https://youtu.be/hBAEXWnIDlQ; https://youtu.be/LvTTAjCovCU?si=Bz9ISi5zMpIZv-wx; https://youtu.be/MeKRdY9079Q?si=zCuLW4i2GOt4psTi

順利過關。沿途看到烏克蘭廣大的平原一望無際，種著大豆大麥、玉米、向日葵等。烏克蘭的農業很發達是歐洲、非洲的穀倉，也是世界糧食主要輸出國。途中遇到許多軍人設立的檢查站，抵達羅夫諾（Rivne City）已經晚上十一點多了。街道空曠，全國戒嚴十一點後不准外出。也不時有空襲警報，軍車和軍人全副武裝來往，令人感覺不同。科韋利（Kovel）、斯卡拉特（Skalat）、杜布諾（Dubno）和羅夫諾幾個城市的市長都參與活動歡迎，烏克蘭人民對於我們冒著戰爭的危險前往義診由衷的感激和敬佩，建立了良好的友誼。[*3]

烏克蘭極需小兒科和精神健康科，其他醫生訓練也因戰爭而停擺。因此我們決定幫助烏克蘭的霍爾巴切夫斯基捷爾諾波爾國立醫科大學（Horbachevsky Ternopil State Medical University）醫師來台灣取經。義診結束後，校長米哈伊洛‧米哈伊洛維奇‧科爾達博士（Mykhailo Mykhailovych Korda）和烏國衛福部由我居中協調，終於和台灣中國醫藥大學簽約，以三年為期，每三個月兩人次，我同時代表NATMA提供食宿，這是我們此

[*3] 2023年12月2日韓明榮醫師在台灣內科醫學會的報告

次義診的最大願望。曹興誠先生說：「當別人需要時我們伸出援手，有天我們有需要時別人也會回饋。」何其真呀！

「攻擊是最好的防禦。」2024年烏克蘭開始攻擊並占領俄羅斯領土，也用無人機轟炸莫斯科。在雙方慘重毫無意義的犧牲打殺下，我們希望戰爭早日結束。明年繼續再去烏克蘭義診，幫助他們戰後重建。這是巨大的工程，因此義診團隊除了自掏腰包貢獻金錢、時間以外，我決定寫一本有關健康快樂長壽的書，以便增加更多的資源，出一點綿薄之力，幫助為自由民主世界擋子彈的烏克蘭人民。

世局訊息萬變化，同樣的科學領域對於生命生活的新發現也日新月異。因此我義診回來之後，響應賴清德總統的老化3.0的呼籲。很用心地研究閱讀最新老化醫學文獻，選擇以說故事的方式，以一年多時間完成這本書，貢獻給廣大的年長讀者群。此書將以欺騙死神、增進人類健康快樂的壽命為主軸，希望大家「老而彌堅」。

根據最新報導，日本、法國、德國和美國的尿布銷售量，老年人所需已經超過了新生小孩。這數字在今天，65歲以上的老人占了18％，幾年後會到25％、20年後會占35％以上，是非常可怕的事實。許多可以信賴的科學家，都斷言今天出生的孩子生命可以達到150歲，我們必須有效法口罩國家隊的提前心理準備。

世界上最長壽的紀錄是122歲164天的法國女人珍妮・卡爾門（Jeanne Calment）。但史前人類平均壽命約十歲左右，萬年以來人類增殖、頭顱變大、鑽木取火煮熟食物並營火群聚、語言互通、形成社會團體、族群互助、利用石器保護自身和族群而生存下來。200年前美國獨立建國，當時人類平均壽命大約34歲，100年前大約48歲、2021年則是79歲、2030年百歲不再是高齡而是家常便飯，會占世界人口五分之一，人類長壽最主要的原因是醫學科學及環境衛生的發達進步所致。

三千年前的埃及、第四世紀的中國、第七世紀的印度都有天花牛痘感染的歷史記載，約有三分之一的人口因為天花死亡。1796年愛德華・詹納（Edward Jenner）利用牛痘的接種改變歷史，百年後1980年WHO宣布天花絕跡。1860年法國化學家路易・巴斯德（Louis Pasteur）發現低溫即可將牛奶殺菌消毒，1908年紐澤西州醫生約翰・李爾（John Leal）將澤西市飲水消毒後，霍亂阿米巴死亡率下降13%、兒童死亡率更下降40%。1928年英國人亞歷山大・弗萊明（Alexander Fleming）在實驗室的偶然意外事件，發現黴菌盤尼西林（Penicillin）竟可以滅細菌，卻一直等了十年才製成藥物治療，他是1945年諾貝爾獎金得主，從此抗生素的對抗細菌展開新的里程。1979年小兒麻痺症在美國絕跡，小兒麻痺疫苗接種改變了小孩成長的歷史。公共衛生、環保議題、吸煙喝酒、零容忍酒駕、安全帶法令等，都有助延長人類的壽命。2021年WHO宣佈瘧疾疫苗成功，以及接下來利用信使核糖核酸（messenger ribonucleic acid, mRNA）快速研發製造Covid-19疫苗控制全球疫情，剩下的癌症和心臟血管疾病就看我們了。

　　上世紀可說是物理世紀的精華，像GPS、人類往返月球、航空器離開太陽系、量子力學、人工智慧等等。本世紀則應是生物化學世紀的經典，生命的活動力就是化學反應的組合而產生。這點從去氧核糖核酸（doxy ribonucleic acid, DNA）重組（recombinant）、桃莉羊複製、體外受精（IVF）、CRISPR基因編輯、器官冷凍保存、海夫利克極限（Hayflick Limit）、Tanaka因子（細胞返分化）、生物時鐘的逆轉、幹細胞療法等技術中可見一斑。我們開始學習上帝創造人類的語言，透過人工智慧對生命進行微調或重置，並利用合成蛋白來取代細胞的DNA改造，創造新的細胞功能。

我閱讀最新500篇以上的英文文獻和二十本專書，加上五十年的從醫經歷，以深入淺出說故事的方式呈現，書本的每一句話都有科學證據的支持。因此我呼籲抗老是一個全民運動，平衡飲食、適量運動、充分睡眠，鼓勵大家參與，增進個人健康快樂，這是家庭的福祉，是為國家保存實力，也為人類開創光明磊落新的未來。

前言

Chances favor the prepared mind.

—Louis Pasteur

四年前當Covid-19橫行全世界的時候，美國所有醫院只允許執行急診手術。面對收入急速降低，而支出依舊非常龐大的情況，我下了決定，結束自己開業將近50年的外科診所。其實一年前我已開始有了退休的想法，原因是開業近50年，我一直非常忙碌於外科手術，隨著年紀逐漸增長，看著一年一年新進由我訓練的住院醫師開始出來工作，有他們的家庭負擔，生小孩、買房子。而我仍舊占據了大多數的外科手術，覺得對年輕人於心不忍。Covid-19是壓倒駱駝的最後一根稻草。

退休以後，我開始思考在人生最後的階段，如果能夠做什麼事有益於社會人類，那將是自己「老而不死的」最好的註腳。

「健全快樂的人生起於健康的身體」，基於這種信念，我開始規劃每天早上六點起床，然後走路兩個小時4英里。六點起床對外科醫師不是難題。後來變成快步走一小時，另一個小時包括舉重、蹲坐等肌肉訓練，以避免老化所造成的肌少症（Sarcopenia）後果和併發症，例如不容易保持身體平衡及容易跌倒造成骨折。不到一個月，我的大腦就充分分泌出腦內啡（Endophine）的荷爾蒙，促成每天早上不得不起來運動的好習慣。

WHO早就定義「健康」不僅僅是免於疾病之苦，而是包含身心的平衡健全狀態。近年來更大膽的定義「老化」是一種疾病，而不是生命的自然經歷。既然是一種疾病，那它就有病因、就能夠被診斷被治療，且可能被根治。對退休的外科醫生來說，這些新概念令我非常的興奮。「長生不老」是多年來人類夢寐以求的希望。活得老、活得久、又能健康快樂。「Forever Young, Why Not！」

外科醫師基於對生物、人體解剖有深刻的了解。於是我開始在這四年中，投入對於「老化」的文獻閱讀和身體力行，它深深吸引我的注意。也同意研究報告的預測，未來不到一個甲子,人類活到一百二十歲即將成真,一百歲更是家常便飯了。

　　大約30年前,我的牽手深受婦科卵巢癌之苦,這是一種非常陰險可怕的癌症。我們同心協力共同奮鬥抵抗,終於戰勝癌症。也啟發我出書《決戰癌症》的動機。同時,卻因為多次手術、化療和電療的關係,導致她的免疫力降低,而讓可治的乳癌,在發現不到一年中,快速地奪走她寶貴的生命,使我們無法白頭偕老。面對突來的惡夢讓我痛不欲生,如同是世界末日、身心俱疲,幾乎無法恢復平靜正常。幸好,因計劃帶隊去烏克蘭義診幫助受戰爭蹂躪的國家人民,這份義務工作使我能夠解脫喪偶帶來的心靈創痛。失去內人的經歷,更加深我對老化族群的研究、關懷與分享的急迫性。

　　人體是一座非常巨大的化學反應爐,每秒鐘都有億萬以上的、以光速同步進行的化學變化在發生。就好像大型交響樂團的演奏會,有百種以上的樂器需要調和協力,才能演奏出最好的樂章。這雖不是一本食譜(cook book)卻是本工具書(tool book),但會幫助您成為負責的指揮家。因為書中每一句話都是有科學研究的根據和解說。近年,老人科學已成為顯學,六十五歲退休的人已經佔人類數量四分之一以上,很快就要超過一半,這是非常可怕的事實。社會、經濟、政治、醫學、文化、貧富都將受到影響而改觀。

寫這一本書是從細胞學、生物學的角度,去分析老化的成因和現象,了解如何防止老化,讓時光倒流,讓細胞年輕化。我會用普通非專業性,大家都可以看懂的語言,深入淺出的解釋,讓讀者能夠體會做自己生命的主人的重要性。老實說,關於老化的中文圖書琳瑯滿目。沒有被開過刀的人也可以做外科醫生。沒有殺過人的律師也可以為殺人犯辯護。因此身為外科癌症血管專家,我並沒有撈過界。最近有本書《我們科學家》(*We the Scientists: How a Daring Team of Parents and Doctors Forged a New Path for Medicine*,暫譯)以病人家屬的權利,和政府主管藥物的單位平起平坐推行新藥,達到真正公民的權利,似乎不可思議,但也為公民參與醫學建立一個很好的榜樣。而愛滋病藥物跟COVID-19疫苗能在很短的時間問市,就是由於公民的壓力給政府所造成的結果。本書不想以教條方式,指導讀者怎麼進行防老,而是讓讀者作為自己的初期醫師、自己的主人,了解生物學、細胞學的基本變化,自發性的更改生活形態、運動、飲食和睡眠習慣,輕而易舉的讓「改變成真」,成為一個又活潑、又健康、又快樂的永遠年輕人。

　　傳統的漢醫不以治病為本，而是以治人為本。在春夏秋冬不同的季節，年輕人、老人和不同性別等身分，都有不同的給藥方式。可惜大多數是以個人的經驗傳授，少有科學化的巨量統計數據和研發資料。身為外科醫師，我經過半個世紀面對無數生老病死的行醫經驗，以科學的精神研究，找出老化的基本科學證據、有系統的歸納出簡單的方法，去面對老化延長生命，使疾病和癌症遠離我們。我希望用平常的語言來溝通解釋深奧枯燥的生命科學，他山之石可以攻錯，這本書以美國研究與英文專書為主要參考資料。

　　本書分四篇：第一篇是分析老化人口的相關統計，以及先進國家如何應對的現象。第二篇是從細胞學、生物化學，探討生命中老化的過程以及最近科學研究的報告。第三篇是整理出簡單可行性的步驟，使每位讀者都能夠以最少的付出代價，身體力行得到最佳報酬。第四篇是對未來的憧憬和盼望，本世紀醫學和人工智慧的互動，化學、生物的發展進步，都超出了我們的想像。最後的附錄則提供了近期值得參考的出版品與文獻、索引，和我自身的例子作為榜樣。

古希臘神話故事中：曙光女神（Eos）愛上了特洛伊王子（Troy）提托諾斯（Tithonus），懇請生命之神宙斯（Zenus）賜予王子不死。於是兩人恩愛，天長地久。可是後來提托諾斯變得越來越老，在一起無趣也不快樂，於是不得不分開。永生永世和年輕健康是兩回事。本書不僅要幫讀者達到永久年輕健康的生命，還要以擁有快樂的生活為目標。

俗話說：「種樹最好的時機是二十年前，第二個最好的時機是今天。」讀者若要永遠年輕且快樂的話。請現在開始翻開第一頁吧！

第一篇

人類老化、醫學進展及未來社會變化

1

老化現象

One sees clearly only with heart, what is essentially invisible to the eyes.

—Antoine de Saint-Exupery

　　全世界估計一天大約有15萬人死亡，10萬人死於高齡。如果高齡是一種疾病，那麼第一大致死的原因一定是高齡而不是心臟病，也不是癌症。事實上，高齡不是死因，而是眾多的疾病和免疫系統脆弱所造成。人人以為年紀大退休了，除了休閒、看電視、海邊旅行之外，就是無所事事的享受餘生。錯了，大約有5-10％的老人是住在醫院，裝有導尿管、胃管、接受洗腎、骨折手術、關節炎、行動不便、心臟病、睡不著覺、呼吸困難、化療、電療、喪失記憶……在其中過著痛苦的日子。要改變這一切，只能從生物科學研究上討救兵。

心跳與宿命

1835年，生物學家查爾斯・達爾文（Charles Darwin）前往南美洲厄瓜多的加拉巴哥群島（Galapagos，西班牙語意為「烏龜」）進行研究。那個小島上幾千幾百隻烏龜沿著海邊遊走。他的動物觀察促成了舉世聞名「進化論」的發表。達爾文將一隻名為哈莉特（Harriet）的烏龜帶回英國，2022年才因為心臟病死亡，活了超過達爾文一個世紀以上。俗話說「蠟燭兩頭燒或燒太亮容易燒完」快速的心跳就是如此。烏龜的心跳一分鐘大約5次，年齡平均二百歲。老鼠的心跳一分鐘大約200次，平均年齡約三年。

而人類的心跳一分鐘正常是60到100次。根據這種觀察，史丹佛醫學院十多年前曾經研究報告；把心跳60到70次的人分一類，心跳90到100次的人分另一類，十年之後發現心跳60到70次的人比心跳90到100次的人，多了十年的壽命。因此，不要生氣、多靜坐、打太極拳、瑜伽術、深呼吸把心情心跳減緩是長壽祕訣之一。

可忽略衰老細胞與抗老化研究

生物的基本理論來看，慢速心跳只是表面的現象，真正的生物生理原因是由於動物身上發現有許多「可忽略衰老細胞」Negligible Senescent Cells）現象。生物學的研究發現，每一個細胞分裂50到60次以後就會被吞噬細胞吃掉。如果沒有被吃掉，繼續活下來的老細胞對身體不再有貢獻反而有害。在2011年對老鼠的實驗中，發現拿走這些老化細胞的老鼠壽命延長。接著在2018年，發現有些藥物用在動物上，可以破壞這些老化細胞達到同樣的效果，這些藥物已經開始進入第一期的臨床試驗。

人類的死亡危險率逐年升高。換句話說，30歲時的死亡率約為0.1%；到了65歲則上升到1%；80歲為5%；90歲時則高達20%。如果能有效清除這些「可忽略衰老細胞」，就有助於延長壽命並降低死亡風險。除了藥物的新發現外，許多生活習慣也能幫助控制老化細胞，例如不吸煙、少喝酒、控制體重、多運動、保持充足的睡眠，已被證實可以不必花費金錢就可獲得效果。

以高血壓為例，它的根本原因在於血管硬化。許多降壓藥能暫時降低血壓，但為什麼不嘗試讓血管細胞年輕化？換句話說，即使心臟病和癌症能全部消滅，對人類壽命的延長也僅限於5到10歲。老人失智症、老化到體能衰弱要依賴別人的情況，都可以由抗老化藥來根治。抗老化並不是說我們可以不死，而是降低因為老化所造成的副作用和身體的傷害。達爾文的進化論可以解釋一部分的老化現象，但是整個老化現象是多面向且持續的進行式。因此我們要停止進化論所講的時間表。那是生物老化學。在於下一章節有更詳細的解析。

蔡醫師的抗老筆記

輕微健忘、注意力不集中、需要更長的時間記住事情，這些都是常見的現象。正常情況下，人類的心跳每分鐘約為60到100次。根據史丹佛醫學院十多年前的一項研究，他們將心跳在每分鐘60到70次的人歸為一組，而心跳在90到100次的人歸為另一組。十年後的結果顯示，心跳較慢（60到70次）的人，其平均壽命比心跳較快（90到100次）的人多了約十年。由此可見，學會讓自己平靜下來，不為那些無法改變的事情操心，正是邁向抗老化的重要第一步。

2

平均壽命

Humor is mankind's greatest Blessing.

—Mark Twain

平均壽命是從出生那天開始算起。19世紀初,由於嬰兒和兒童的高死亡率,平均壽命低於40歲。進入20世紀初,平均壽命提高到55歲。近年來,美國的平均壽命持續下降,從2019年的78歲降到2022年的76歲。由於COVID-19造成百萬人的死亡,最新數據顯示美國平均壽命進一步下降到73歲。相比之下,台灣的平均壽命維持在80至81歲之間,全球平均壽命則約為72歲。通常,女性的平均壽命比男性長約5到6歲。

閱讀這本書並身體力行,如果是25歲的年輕人有可能再活100年,如果是75歲的老人預計能再活25年。這些數據反映了醫學的進步,加上平均壽命是從人出生那一年開始算起。現今老人已占全球人口的30%,隨著少子化現象,到了2050年預計老人人口占比將超過40%。

醫學進步提升人類壽命

史前時代的男性大約23到25歲時,就開始每天出外狩獵找尋食物,女性則是到28歲都在洞穴裡照顧小孩,生養五個孩子會有三個早夭,一般人平均壽命約為30歲。進入農業社會後,人類開始種植、烹飪食物,減少外傷從而延長了壽命,但四百年前鄭成功也才活到38歲。

直到十八世紀工業革命,經濟起飛改善人類生活,開始注重清潔衛生、醫學科學萌芽,出現解剖學、細菌學、預防針、抗生素,減少了發炎、感染病症,同步提升小孩和大人的健康,讓平均壽命顯著增長。

近年來,現代醫學不斷進步,包括心臟病手術成功率提高,癌症早期診斷、早期治療的控制效果顯著,抗高血壓、抗血脂和糖尿病藥物的發現。還有生活模式的改善,如戒煙、減少飲酒、重視運動和飲食，全方位的照顧保護身體健康。活在今日除了少數意外或癌症造成死亡外，大多數人都能夠享受人生三部曲：成長受教育、從事工作建立家庭、健康的退休生活。我便已經完成前兩個階段，現正全面享受退休生活，相信大多數讀者也有同感。

社會變遷與家庭結構的未來挑戰

在100年前，人們通常只和父母一起生活；如今不僅祖父母健在，甚至曾祖父母可能也在世，四五代同堂的情況並不少見。這種社會結構的變化對政府政策造成重要影響，如長期照護制度（長照2.0和3.0）的改革，以及退休金制度的調整，已成為燃眉之急，過去的人生三部曲恐怕已經不合實際。

隨著退休年齡的延長，退休人士除了需要找到新的嗜好外，也面臨著是否要重返職場的抉擇。為了因應退休年齡延後帶來的改變，整體規劃需考量這個龐大族群的需求，以預防未來社會問題的滋生。正如狄更斯在《雙城記》中所說：「那是最美好的時代，也是最糟糕的時代；那是智慧的年代，也是愚昧的年代；那是信仰的時期，也是懷疑的時期；那是光明的季節,也是黑暗的季節;那是希望的春天,也是失望的冬天。」這段話說的是法國大革命。在革命來臨之時,一切皆有可能。未來是走向好或是壞的,取決於你我大家的共同努力。

蔡醫師的抗老筆記

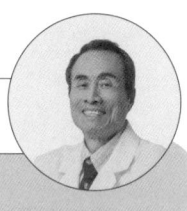

平均壽命是指一個特定人群,在某一時期內,預期能活多久的統計數據。這個數字通常受到多種因素的影響,包括醫療保健、生活方式、居住環境、經濟狀況和遺傳因素。全球的平均壽命大約在 70 到 80 歲之間,但在某些發達國家可以超過 80 歲。最近 COVID-19 把平均年齡推回到 2012 年、減少了一歲半,由此可見公共健康對個人壽命的影響。

3

老化的印記和標誌

Medicine is a science of uncertainty and art of probability.
—William Osler

老化印記的理論基礎

2013年,西班牙生物化學家卡洛斯・洛佩斯－奧廷（Carlos Lopez-Otin）等人提出了一個關於老化標誌（Hallmark of Aging）的理論,指出隨著年齡增長,一些老化細胞逐漸在體內聚集。由於細胞通常在經過50至60次分裂後便達到分裂極限,這些細胞若無法再進行分裂,留下來便會變成我們體內的「無用之物」,進而降低細胞和器官修復的能力,並增加疾病風險。這些老化細胞分泌的化學分子會引發發炎反應,傷害周圍組織,導致癌症、關節炎、大腦病變和心血管疾病等問題。

因此,針對這些老化細胞的處理,已成為抗老化研究的重要步驟。洛佩斯－奧廷將老化歸納為以下九大印記:

人類的九大老化印記

1. 基因的不穩定性

基因中的DNA結構由四種化學分子構成:胞嘧啶(Cytosine, C)、鳥嘌呤(Guanine, G)、腺嘌呤(Adenine, A)、胸腺嘧啶(Thymine, T)。這些分子有秩序的排列組合,但在細胞複製分裂過程中,可能發生排列錯誤,導致細胞變異並引發癌症或其他疾病。譬如女性乳癌患者若是左側接受放射治療,心臟組織的DNA會受傷,因此產生心臟病的可能性非常大。

2. 端粒的消耗

位在染色體兩端的端粒,如同鞋帶兩端的塑膠束頭,可以保護鞋帶的磨損,但隨著細胞的分裂成長,保護用的束頭會逐漸萎縮,最終導致細胞無法繼續分裂。頭髮變白就是由於端粒縮短,無法再提供黑色素所致。

3. 表觀遺傳學（Epigenetics）的改變

若將DNA視為細胞運作的指導手冊，而表觀遺傳學則是管理這些指令的機制，其中甲基化（Methylation）是重要的控制開關。甲基基團（Methyl group）由一個碳原子和三個氫原子組成，這種自然存在的過程對細胞運作至關重要。人在老化過程中DNA甲基化水準逐漸降低，影響基因表達促進老化。利用DNA甲基化檢測技術，可以精確地估算生物年齡。如果某人測得的生物年齡高於實際年齡，表示死亡率有增高的風險。

4. 蛋白質恆定的喪失

人體細胞的基本結構之一是蛋白質，化學名稱叫氨基酸。DNA如同指導手冊，指引細胞如何製造蛋白質。蛋白質在體內的壽命有限，半衰期通常只有幾天，之後會被分解和再利用，因此蛋白質的再循環對於減緩老化過程非常重要。日本科學家大隅良典（Yoshinori Ohsumi）因發現蛋白質自噬機制而獲得了2016年諾貝爾獎。帕金森氏症（Parkinson's disease）患者的GBA基因突變會導致其酶功能障礙，無法有效再循環蛋白質。類澱粉蛋白斑塊（Amyloid plaque）與阿茲海默症的形成也屬於同類問題。再者，氧氣加上蛋白質叫做氧化（Oxidation），糖分加上蛋白質叫做糖化（Glycation），統稱生成晚期糖化終產物（Advanced Glycation Endproducts, AGEs）。AGEs的累積與生物年齡有密切關聯，它們會破壞膠原蛋白，促成老花眼、白內障、血管硬化、骨質疏鬆及皮膚老化，因此攝取抗氧化劑（Antioxidants）非常重要。

5. 營養感知的失調

寄生在人體的細菌、霉菌、病毒，比人體細胞的總數還多。大部分寄生在我們的腸胃道。因此引起科學家的重視研究。這些細菌不僅幫助我們消化食物，因為是外來物同時也會引起身體的免疫反應。因此來自食物纖維的益生元（Prebiotic）和益生菌（Probiotic）有抗老化的功能。

6. 粒腺體功能障礙

粒腺體是細胞的發電廠，供給細胞運作的能源。它本身也有十個染色體。我們頭腦只占體重的2%，卻用上20%的能源，因此粒腺體的功能若發生障礙，跟腦細胞退化有密切關聯。

7. 細胞衰老

人體約有40兆個細胞，每天都有數億個細胞自然死亡，這些過程通常我們並不會察覺。然而,當這些老化細胞在體內累積時,會引發慢性發炎反應,並逐漸擴大,就像滾雪球一樣越滾越大,使得老化現象變得更加複雜且難以控制。

8. 幹細胞耗竭

骨髓每天製造約 2000 億個紅血球和數百萬個免疫細胞及血小板。然而,隨著年齡增長,骨髓的造血功能逐漸衰退。此外,隨著耳朵毛細胞數量的減少,聽力也會逐漸喪失。

9. 細胞間通信的改變

在人體這個細胞組成的大社會中,每一個細胞之間不僅能夠相互交流,還能通過化學信號(如荷爾蒙)進行遠距離的溝通。當身體受到威脅時,第一個反應通常是免疫系統引發的發炎反應。然而,當我們年紀大了,這種免疫反應會變得遲緩。舉例來說,當胰島素阻抗(Insulin resistance)惡化時,身體對胰島素的反應能力下降,從而導致第二型糖尿病(Type 2 diabetes)的發生。

以上九大老化印記描述了人體細胞與分子層面的變化,為我們了解老化過程提供了重要線索。透過深入研究這些印記,我們可以制定針對性的治療策略，延緩或逆轉老化進程。

蔡醫師的抗老筆記

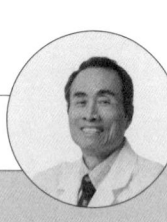

基因排列變化、端粒縮短、細胞功能老化、免疫統衰退、代謝率下降、慢性發炎、氧化和自由基增加、內分泌變化、認知功能下降等九項，是健康監控的重要指標。因此以上面九項工具的科學證據為基礎，去下功夫改善每日生活，老化的問題就在您的掌握之中。

4

新陳代謝症候群

Obesity Affects Every Aspect of People's Lives, from Health to Relationships.

—Jane Velez-Mitchell

每年三月四日是由世界肥胖聯盟（World Obesity Federation）訂定的世界肥胖日，2023年的主題為「改變觀點：讓我們聊聊肥胖」（Changing Perspectives: Let's Talk About Obesity）。新陳代謝症候群和肥胖並非等號，但很接近，尤其是腰圍過大的現象，其實是一體的兩面。新陳代謝症候群也是一個異軍突起的新病名，和現代社會的飲食習慣息息相關。美國人口大約3.3億，其中約有三分之一、也就是1.2億人被診斷患有這種疾病。全世界各國同樣也在快速增加中，以美食盛名全球的台灣更沒有例外，肥胖和體重超重既是起因也是表徵。

診斷標準與症狀

根據2022年《美國醫學會期刊》(*JAMA: The Journal of the American Medical Association*)的總結報告定義,下列五項中若有三項就可以診斷為得到這個疾病:

1. 高血壓＞130/85mmHg
2. 三酸甘油酯＞150 mg/dL
3. 高密度膽固醇＜40mg/dL
4. 腰圍:女性＞80公分;男性＞90公分
5. 空腹血糖＞110mg/dL

肥胖和體重超重的判斷,可以由「體重(公斤)」除以「身高(公分)的平方」計算出身體質量指數(Body Mass Index, BMI)。WHO認為BMI正常值為18-25,低於18是瘦、高於25是胖。但這是一種參考數值而非診斷工具,因為其衡量基礎是體重與身高的比例而不是脂肪含量。因此測量腰圍比體重更可靠,建議腰圍男性要在90公分以下,女性則是80公分以下。調查報告顯示,肥胖超重是許多慢性疾病和癌症的潛在指標;另有報告指出亞洲人比較缺乏儲存脂肪的能力,因此要更小心預防肥胖上身。

飲食與代謝

糖類經人體吸收之後,由胰島素轉化為肝醣,其中70%儲存在肌肉、30%儲存在肝臟,以備不時之需。肝的作用是將肝臟儲存的肝醣轉化為血糖,供應空腹時刻之需求。如果進食過多超過所需(肝臟、肌肉所能儲存),就外溢到皮下脂肪細胞。2000年時,耶魯大學實驗室在老鼠皮下打入脂肪,以增加儲存肝醣的能力,老鼠的糖尿病因此獲得改善轉為正常。然而若是持續有恃無恐的大量進食,造成腹內器官組織必須增加脂肪細胞來接收,代為儲存能源,便是另一回事了,因為反而會造成器官受損。這就好比忘記關水龍頭時,臉盆內的水(代表脂肪)先外溢到浴室(皮下脂肪),若不關水就會繼續流到臥房(器官脂肪),那就代誌大條了!當脂肪細胞大量進入肌肉、心臟、肝臟、腎臟、胰臟和大小腸時,不但妨礙器官的正常功能,同時還會為分泌發炎性酵素埋下伏筆,成為慢性疾病、大腦退化、癌病的根源。將缺乏節制的大量進食稱為「現代文明病」也不為過。

舉例來說，器官堆積脂肪後產生的糖尿病，就是胰島素阻抗升級，肝臟和肌肉細胞不再聽話了，於是胰臟就會分泌更多的胰島素，導致血液檢查出現血糖和胰島素皆升值的現象，最後造成胰臟疲乏無法運作，再加上生活壓力、不運動、失眠，此刻壓力荷爾蒙可體松增加、再介入找麻煩，將使糖尿病況更加不可收捨。始作俑者就是現代飲食習慣，最明顯的就是添加在食品和飲料中的果糖成分。

美國科羅拉多州大學的強森教授研究認為，果糖和醣代謝不同：醣產生的腺苷三磷酸（Adenosine Triphosphate, ATP）能供應全身，果糖在細胞產生的ATP只供自己細胞使用，導致身體其他細胞仍然餓著，形成飢不擇食的惡性循環。果糖還產生大量尿酸，促成高血壓和脂肪堆積。百萬年前，在寒凍環境下的人類祖先有此必要。現代人若還是沉浸於無所不在的軟性飲料、汽水，或以玉米糖漿（corn syrup）製成的飲料，甚至是以果糖為主要成分的可樂，只為追求方便或迎合口感，實在不可原諒。日本人常說的「口寂しい」，意指「孤獨的嘴巴」（lonely mouth），沖繩名言也說「腹八分目」，意指「吃到八分飽」，提醒我們注意飲食習慣的重要性。難怪沖繩居民被認為是心臟病和癌症發病率低且以長壽著稱的藍區（Blue Zone）的族群之一，因此千萬不要飢不擇食。

飲食控制與藥物治療

如果飲食、禁食、運動無法達到減肥的目標，就必需求助於藥物。美國食品藥物管理局（U.S. Food and Drug Administration, FDA）核准的減肥藥物胰高血糖素樣肽-1（GLP-1: Glucagon Like Peptide-1，如 Wegovy、Ozempic、Zepbound），原先主要用於治療糖尿病，能刺激胰島素分泌、抑制高血糖酵素、降低食慾。這類藥物的市場規模從2023年的19億美元預計在2030年達到1000億美元，難怪各大藥廠爭相搶位，因為這類藥物不但可以減肥、控制糖尿病，還能預防心臟病。以皮下注射的方式，一星期或是一個月一次，在美國最近更可以不用處方箋即可購買。

若藥物還是無法控制。就必須接受外科手術治療。早年我在維吉尼亞州接受醫師訓練時，小腸繞道手術風行一時。我的指導教授中，一位專科醫師平均一個月有二十到三十位病人，且大多是女性（不好意思），讓拉勾的醫師助手很頭痛，肥胖病人的肚子實在太大了，需要兩個手術台合併在一起才能讓病人上床，我的責任就是在手術前告訴病患併發症，一但發生肝衰竭，死亡率是百分之百，但病患都以肯定的態度簽字同意。這種小腸繞道手術三十年前已經消失，因為死亡率太高。如今新式的減肥手術改為胃繞道，不會發生肝衰竭，而且不必開腹，但醫院仍然嚴格把關以防意外。進行手術的外科醫生，需有營養師和護士進行專業的術前病人評估，才能施行手術。曾經參加美國總統競選的紐澤西州前州長克里斯・克里斯蒂（Chris Christie），就曾在我任職的醫院進行過減肥手術。

蔡醫師的抗老筆記

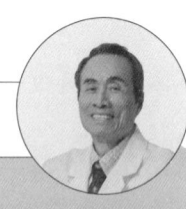

治療代謝症候群的主要目的，是防止未來罹患心臟血管疾病和糖尿病，以降低死亡率。改變生活習慣、飲食模式：高纖、低脂、低鹽、低糖（果糖），養成運動習慣，減輕體重，就可以改善、防止代謝症候群，也可諮詢醫師討論以藥物治療。

5

老人失智（阿茲海默症）

Not All Who Wander are Lost.

—Lana DelRay

阿茲海默症在美國2024年十大死因中排名第七，且是唯一無法預防或治療的疾病，這可能是因為醫藥發達延長壽命讓我們活得長久的代價。其中女姓患者約占65%。在美國，女性患阿茲海默症的風險比患乳癌（八人中有一人）的風險還要高。黑人患此病的機率相對較低。研究顯示，三分之二的病例來自遺傳，三分之一則與環境因素相關，例如頭部受傷或憂鬱症。

診斷與病程

此病很容易診斷出來，病人會有症狀再加上腦部掃瞄結果可看到海馬迴（Hippocampus）顯著萎縮。許多人常常問我「我走進房間卻忘記要做什麼？」或「退休後反而更忙，因為整天都在找東找西。」這是不是老人失智呢？事實上健忘不是失智，忘記門鎖放在哪裡是健忘，記不起門鎖的功能是什麼，才是真正的問題和病徵。

前美國腦神經病理協會的副會長和腦神經科名醫、台大的周烒明醫師是1983年北美洲台灣人醫師協會的創會會長，也是前台獨聯盟的中央委員。他的夫人同學吳秀惠醫師是北美洲台灣人婦女協會的創會副會長。兩會已經成今日北美洲最大的兩個台灣人社團。可惜兩位醫師都患了神經退化症（包括老人失智是神經細胞本身喪失記憶思考，和帕金森氏症是神經末梢無法分泌多巴胺〔Dopamine〕）。我們曾經共享過精彩的人生，周醫師憑藉自己神經科的專長，持續拉他的小提琴，後來病情惡化改拉大提琴，因此減緩惡化超過10年，非常難得。這一類腦神經退化疾病帶來的恐懼感以及對家人、社會的嚴重傷害，我們一定要好好警惕預防。

腦部老化與神經變化

腦力隨著年齡的增長逐漸下降,包括動脈硬化無法輸送養分,多巴胺、血清素(Serotonin)也逐漸下降。35歲以後,大約每十年減少5%的腦容積體積,70歲以後更快馬加鞭,尤其是在前額葉皮質(Prefrontal Cortex)和顳葉(Temporal Lobe)區域,這會明顯導致認知能力的衰退。神經纖維和神經末稍的保護層——髓鞘(Myelin),與巴金森氏症患者的病理有密切關聯。髓鞘由80%的脂肪構成,因此飲食中攝取富含Omega-3脂肪酸的魚類及維他命B12對維持腦部健康十分重要。

β-類澱粉樣蛋白與 ApoE 基因

阿茲海默症的病理起因是大腦細胞有不正常的蛋白質(β-類澱粉樣蛋白〔Beta-amyloid〕),與Tau蛋白(Tau proteins)的累積有關。許多患者雖然存在病理變化,但並未顯現出明顯的症狀;或者有許多藥物可以消除 β-類澱粉樣蛋白,但是病人的症狀並未因此有明顯改善。最近研究還發現可能跟發炎有關,如果病變前十年持續使用非類固醇抗發炎藥(Non-steroidal Anti-inflammatory drugs, NSAIDs),或許可以預防老人失智。目前,所有治療藥物大都和乙醯膽鹼酯酶（Acetylcholinesterase）有關，藥物抑制乙醯膽鹼（acetylcholine），使腦內膽鹼（Choline）濃度降低。2021年，去除β-類澱粉樣蛋白的藥物Aduhelm放行，引起很大的爭端，歐洲則未核准，因為療效不好，有人認為是使用時機太晚了，若找出未發病的疑似患者治療是否更有效果，目前仍在研究中。

人體的載脂蛋白E（Apolipoprotein E, ApoE）基因與罹患阿茲海默症的風險密切相關。特別是具有ApoE的e2/e3、尤其是e4的基因型者，從父母雙方遺傳而來的基因使患病風險顯著增加。ApoE基因也與膽固醇、血糖代謝和長壽有非常密切的關係，血液檢查就可以查出健康的病人是否存在這種遺傳基因，它和脂肪代謝的膽固醇酯轉移蛋白（Cholesteryl Ester Transfer Protein, CETP）也有關聯。有人說既然沒有辦法預防、治療，檢查出這種基因又有什麼用呢？雖然已經有許多大藥廠投注龐大資金研究，某些藥物也具有清除或移除大腦中與病理相關的β-類澱粉樣蛋白和Tau蛋白的能力，但是不是生病再給藥已經太晚？且就算對還沒有症狀但有基因問題的正常人加以治療好像也不彰。目前第三期的臨床研究正在進行中，結果預計於

2026年公布，讓我們拭目以待吧！

腦神經的可塑性與未來治療方向

1970年代，醫學界普遍認為腦神經在人出生後便無法再生，但現今的動物實驗對這種看法已經改觀。我們的腦部具備可塑性，即使到了生命的最後階段，腦神經仍然可以調整和重塑。就像老花眼或聽力減退，都可以有機會重新再來。人想要活到100歲，克服老人失智的發生是必要的最後一哩路。因此家庭病史、血液檢查、ApoE-e4基因的診斷很重要。如果發現家族史有高危險性，必須要在未發病前就開始注重營養，**攝取來自魚類的Omega3脂肪酸、維他命D，並預防第二型糖尿病**。

最近有醫學報告指出，糖尿病患者施用胰島素時，改用鼻噴劑會比打針更能有效防止老人失智。生酮飲食（Keto diet）提出營養中的蛋白質與脂肪含量要超標，因為減少澱粉會迫使大腦改用由肝細胞代謝出的酮體（Keto），減少發炎現象。2017年，南加州大學神經教授戴爾‧布萊德森（Dale Bredesen）出書《終止阿茲海默症》（*The End of Alzheimer's: The First Program to Prevent and Reverse Cognitive Decline*），內容主要指出利用生酮飲食,可以避免並反轉阿茲海默症。

保持適當體重、持續有氧無氧運動、充足睡覺和泡溫泉洗熱水澡等,都與阿茲海默症的預防息息相關。最近,人工智慧快速處理海量資訊的能力,加速新藥的開發。利用CRISPR基因編輯工具對ApoE-e4和CETP膽固醇酯轉移蛋白進行剪輯,在可預見的未來,為治癒失智注入了新的希望。

蔡醫師的抗老筆記

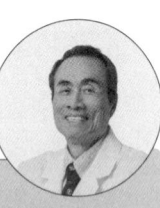

大腦神經細胞有870億,除了海馬迴中極少數可以每天增生700個神經細胞外,一般而言老化或是死亡無法再生。腦神經退化性疾病如:阿茲海默症、帕金森氏症、亨丁頓式跳舞症及肌萎縮性脊髓側索硬化症等,都是因為人類大腦的神經退化的問題。大腦中的海馬迴對於學習、記憶、情緒很重要。失去記憶,將使人無法擁有健康快樂、高品質的長壽生活。

6

免疫系統

You may have to fight a battle more than once to win it.
—Margaret Thatcher

　　自己這一生雖然大病較少,但是小病頻繁,尤其是過敏症狀,我記得很清楚,在紐約的急診室擔任外科總住院醫師時,春天是花粉的季節。除了每天流鼻涕、打噴嚏、眼睛紅腫之外,有一次急診室接到街頭槍戰送來的病患。作為總住院醫師,我不僅需要進行手術救人,還要負責分配病人的輕重緩急,因此肩負著極大的責任。或許是由於壓力過大,我的過敏症狀在那時急劇發作,導致無法呼吸。我不得不關起門、戴上氧氣面罩才能緩解,造成急診室一度群龍無首的緊張場面。現在進入老年人的行列,我發現過去幾年對於花粉的敏感性完全消失。這是因為隨著年齡的增長,我的後天性免疫力也隨之衰退。這些現象有好有壞，根據統計，約有6到10%的老年人死亡原因是由發炎感染所引發，因為免疫能力隨著年齡的增長，無法再有效地保護身體，但也因此過敏症狀消逝無蹤。

免疫系統的功能與組織

人體的設計中，免疫系統的功能是保護人體免受傷害，就像國防部是用來保護國家一樣。免疫系統就是要保護每一個人過正常的生活。它有能力分辨自己或外來物進而消滅之，分秒不停的在體內運作、保護人體、對外侵物進行攻擊。免疫力的支撐來自基因、家庭遺傳，同時也依賴平衡的飲食、少吃、多睡、健康的生活習慣、運動、不抽煙以及少喝酒等習慣，才能保持健全的免疫系統。

那麼人體的免疫系統組織到底存在哪裡呢？在骨髓、皮膚、淋巴系統、脾臟、胸腺和補體系統（Complement System）中。而免疫系統組織又是從何處而來呢？首先來自先天，從父母出生遺傳而來；再者是後天從與環境的接觸中逐漸成長。天生的幹細胞分為骨髓幹細胞和淋巴幹細胞，骨髓幹細胞會產生白血球、紅血球和吞噬細胞，並隨著血液循環在身體中流動，保護我們的身體。淋巴幹細胞則負責產生B細胞、T細胞（T-Cell）和K細胞。T細胞大部分是由胸腺產生的，這三種細胞都能產生抗體，T細胞和K細胞更具備記憶性，能夠記住入侵過的病原體如細菌和病毒，並消滅它們。後天性的免疫能力在出生後的三個月內迅速成長，所以許多小兒科醫師鼓勵孩子們在地上爬滾，這樣他們可以接觸地板上的細菌，從而促進後天免疫系統的成長。

基因與免疫的影響

在美國，每年4月25日被定為國家DNA紀念日，以紀念2000年美國總統比爾·柯林頓（Bill Clinton）和英國首相東尼·布萊爾（Tony Blair）共同宣布基因解碼計畫成功。人類大約擁有兩萬個基因。1953年，美國的詹姆斯·沃森（James Watson）和英國的法蘭西斯·克里克（Francis Crick）在倫敦發現了DNA的雙螺旋（Double Helix）結構，這是基因和染色體的基礎，他們的發現獲得了1962年的諾貝爾獎。

染色體和基因經常造成醫學生和許多人的困擾。其實基因和染色體的關係，就像文字和書是一體的兩面：基因是文字，染色體是一本書。精子和和卵子受精碰在一起，受孕成功的胚胎就擁有從父親母親而來各一半的基因藍圖和染色體。從頭髮的顏色、皮膚、身高體重、氣喘到先天性疾病，都有基因的痕跡。美國小兒科醫學會要求新生兒進行基因檢查，這樣能夠早期診斷並預防約50種疾病，幫助3,000個嬰兒處理先天性疾病。前面提到後天影響免疫系統的部分，以環境因素的影響來說，許多人在脫離該環境後，過敏症狀會有所改變，甚至逐漸減輕或消失。例如，當一個人移居至另一個環境時，過敏的反應可能會變得不同並逐漸緩解。

發炎反應與老化的關係

發炎是最主要的身體免疫反應，是對抗所有害物質如毒物、細菌和食物、疲倦所產生的一種反應。發炎的目的是要保護人體，但是也因為發炎反應會傷害到我們的DNA，促成細胞老化，形成一種無法終止的惡性循環。舉例來說，過敏反應、風濕性關節炎、心臟病、老化症狀，都跟發炎的現象有關。1996年時，有牙醫在《實證牙醫學》（暫譯，*Evidence-Based Dentistry*）上發表了一篇研究報告，指出牙齒細菌的感染可能導致癌症、心臟病和老化,引起非常大的重視。從此注意刷牙照顧口腔衛生,已經變成預防心臟病的第一步。

胸腺是T細胞的主要來源,但隨著年齡的增長,胸腺會逐漸萎縮,到30歲時胸腺會完全纖維化,這導致T細胞的生成不足,免疫力隨之下降。針對這個問題,現代醫學發展了「部分胸腺移植」手術,以對抗T細胞生成不足所引起的疾病。隨著年齡的增長,脾臟和骨髓也會逐漸退化,這時肝臟會取代部分骨髓的造血功能。韓國有非常清楚的歷史記載,該國太監的平均壽命比一般人長,研究認為免疫系統也與男性荷爾蒙有所關聯。

最新研究與癌症療法

近年來,免疫系統的深度研究為治療癌症打開了新的里程碑。癌症細胞起因於我們本身的細胞產生突變,但修補功能卻失效。過去致死率高的黑色素癌,卻觀察到有些沒有接受治療的病人自然免疫成功。於是在1990年代,開始有使用白介素(Interleukin)的免疫治療法。

更往前推，早在1890年，威廉‧柯利（William Coley）醫師就曾經利用細菌毒素來激發癌症病人的免疫反應，從而成功治療超過1,000名癌症患者，並且分析報告內容。一百年後，美國安德森癌症中心（M. D. Anderson Cancer Center）的詹姆斯‧艾利森（James Allison）醫師在1981年發現，在黑色素癌病人當中，有免疫系統可以克服癌症細胞的案例，並將之稱為「免疫檢查點抑制劑」（Immune Checkpoint Inhibitor, ICI），必治妥施貴寶藥廠（BMS）因此製造出抗黑色素癌的藥物Yervoy。1990年，京都大學的本庶佑（Tasuku Honjo）醫師證實，在T細胞中存在一種抑制性蛋白質。因此2018年兩人共同獲得了諾貝爾醫學獎。

當身體的T細胞準備要攻擊癌症細胞時，癌症細胞非常聰明，它們會發出一種信號欺騙T細胞，讓它們以為癌細胞與正常細胞無異，因此T細胞就走開了。然而，如果有「免疫檢查點抑制劑」這類藥物的作用，T細胞就不會被騙走開，可以繼續吞噬癌症細胞。這種新開發的藥物對於非小細胞肺癌（Non-small Cell Lung Cancer）顯示出幾乎根治的療效。肺癌大約有15%是小細胞癌（Small Cell Cancer），這種癌症通常與吸煙有關,治療困難,患者死亡率高。而另外85%的肺癌是非小細胞肺癌,雖然與吸煙無關,治療起來也非常困難,但使用CAR-T治療有出乎預料的效果,甚至根治。

2017年,美國FDA批准了稱為CAR-T療法的治療技術,這種療法取出病人體內的T細胞,經過訓練後讓它們能識別抗原並增殖,再將這些經過改造的T細胞重新注入病人體內,來有效消滅淋巴癌和白血病。利用這種兩類免疫療法,治療效果達到90%到95%。此類免疫療法的藥物包括Yervoy、Keytruda(免疫檢查點抑制劑),這些藥物對於黑色素癌、肺癌、膀胱癌、腎臟癌以及頭頸部和口腔的癌症細胞都有非常顯著的療效。美國前總統吉米·卡特(Jimmy Carter)在2015年被診斷為晚期黑色素癌轉移至大腦,但通過免疫療法,他得以根治並延續生命至今。

癌症免疫療法有分主動性、支持性和抑制性三種。抑制性的免疫療法是針對器官移植的病人,可以避免人體對於移植器官的抗拒性。主動性的癌症免疫療法一是要求增強T細胞的能力,如以CAR-T療法用來消滅癌細胞;二是利用藥物增強免疫檢查點抑制劑的效果;三是增強單克隆抗體(Monoclony)的產生;四是利用疫苗注射療法。而支持性療法則是個人全面補強、提高自己的免疫力。如此雙管齊下,戰勝癌症。

癌症治療的轉變與未來展望

1970年代,我們在醫學院讀書的時候只有血液專家,每天在顯微鏡下看癌症病人血液中紅、白血球的變化。那個時候對癌症束手無策,完全倚靠外科醫師的功德。外科醫生實在太忙了,他們的癌症病人術後照顧只能依賴內科醫師,後來演變成為癌症專家。如今三十年風水輪流轉,有許多外科醫生只是被癌症醫師雇用作為切片取樣的人員而已。

事實上,今天癌症的治療方法,包括鏢靶治療、精準治療,都是根據病人個別需求不同決定治療方案的個人化醫療,準確且成效更大、治愈力更高。基因檢測的技術進步使我們能找出細胞病變、基因修補能力不足的原因,比方說用可以輕鬆採得的血液、排泄物、分泌物等生物樣本的基因檢測,叫液體活檢(Liquid Biopsy),若能重視這類檢查,早期發現、對症下藥,甚至能以預防勝於治療的方法,讓癌症無法形成。

● 蔡醫師的抗老筆記 ●

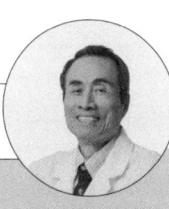

先天免疫系統包括白血球細胞,能於身體受致病原入侵時把致病原吞噬殺滅;此外,先天免疫系統還包括其他重要的防線,例如皮膚屏障及呼吸道的黏液等。後天免疫系統則具有專一性。當先天免疫系統未能完全清除致病原,導致身體受感染,身體其後便會產生抗體和抗原。

7

實際年齡和生物年齡

Age is whatever you think it is, you are as old as you think you are.
— Muhammad Ali

出生於1945年,我無法改變自己的實際年齡,除非能夠生活在外太空。愛因斯坦的相對論將時間視為與長、寬、高三個空間維度相連的第四維,統稱為「時空」(Space-Time)。這個觀念證實,在外太空因為減少了地心引力,再加上速度變快,所以時間流逝便緩慢下來。今天我們可以使用GPS直接定位,就是因為有時間上的調整。因此「生活在外太空很多年後,回到地球發現所有的同儕朋友親人都已經離世了」是不錯的描述。話雖如此,我們也不必為了變年輕而上太空,因為在地球上我們可以決定自己的生物年齡:現代化的醫學加上調整我們的生活方式、飲食習慣、定時運動、充足睡眠,就能夠停止或暫緩老化，進而改變現在的生物年齡。因此實際年齡和生物年齡是可以不對等的。

細胞與分子層面的老化機制

讓我們來複習一下高中生物課：人體活動的基本單位是細胞。進一步探討，細胞的功能由分子及生物化學反應所驅動；再深入，則涉及原子、電子及量子力學等物理學範疇。因此，要改變細胞功能，必須從最基本的層次開始著手。

DNA是生命的主宰，不僅掌控細胞的各項功能，還能透過酵素和蛋白質，實現細胞間的交流與溝通。基因則是染色體上特定的DNA序列，位於細胞核內。簡單來說，基因就像文字，而染色體則像一篇完整的文章，兩者密不可分、相輔相成。我們先前曾談過染色體的兩端有蛋白質層叫端粒，像鞋帶末端上的束頭，保護繩帶不會分裂損壞。隨著年齡增長和細胞分裂次數增加，端粒會逐漸縮短甚至失蹤，再也沒有辦法保護基因，進而導致基因傷亡，無法繼續分裂最終步向死亡。然而，如果能利用調整原子、分子在細胞內的化學反應，不但可以改善基因本身（因為它是蛋白質），從而以基因為首，再配合外在因素的影響——依照本書所提供的資料和方法身體力行、持之以恆，內外夾攻，我們無需受限於實際年齡，而是促進生物年齡的年輕化。

生物年齡的測量方法

一個人的生物年齡，可以通過各種生理測量和血液檢測來估算，包括：

1. **DNA表觀遺傳學原基因測試**。加州大學洛杉磯分校（UCLA）的生物學家史蒂夫・霍瓦斯（Steve Horvath）開發了一項技術，通過分析DNA中甲基基團的化學變化，僅需抽血即可精準估算個體的生物年齡。這項技術被稱為「原基因時鐘表」。
2. **生物學標記**。這些包括血液中的特定蛋白質、酶和激素以及細胞老化的標記，特別是端粒長度，更可以調查出生物年紀。
3. **代謝檢測**。通過分析代謝物質、血糖水平、脂肪代謝和其他生化過程（生物體內發生的化學反應），可以了解身體的代謝狀態，而推斷生物年齡。

4. **影像學檢查**。例如核磁共振（Magnetic Resonance Imaging, MRI）、電腦斷層掃描（Computed Tomography Scan, CT Scan）和超音波檢查，可以檢測器官結構的變化，如腦部、心臟、肝臟等器官，提供有關生物年齡的間接資訊。

此外，還有醫生的臨床檢查和分析診斷，包括：

1. **心理測試和認知測試**。認知功能、記憶、注意力等方面的測試，可以提供有關大腦功能和衰老的訊息。
2. **生活方式評估**。評估一個人的飲食、運動、壓力水平、睡眠品質等生活方式，可以間接反映其整體健康和生物年齡。這些方法通常合併使用，以獲得更全面和準確的生物年齡評估。現在的血液樣本檢驗費用已經大幅下降，接受檢查更方便了。然而，目前還沒有一種單一方法可以完全確定一個人的生物年齡，這仍然是非常活躍、值得開發的研究領域。

那麼，我們能夠用什麼方法去降低生物年齡呢？很簡單：固定每天運動，保持低BMI，飲食定時定量，多吃蔬菜水果、植物油和魚類，少吃飽和脂肪，減少澱粉、醣類含量高的食品。學習放輕鬆、減低生活壓力,至於維他命B、維他命D3和Omega3等營養補充,在本書的第三部分會有更多的著墨。

● 蔡醫師的抗老筆記 ●

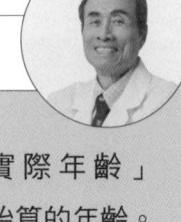

年齡有兩種,一種是我們常說的「實際年齡」（Chronological Age）,也就是從出生開始算的年齡。另一種是「生物年齡」（Biological Age）,指的是細胞的年齡,能反映身體狀況。生物年齡可以自我調節控制：改善生活習慣、運動、營養充足、睡覺而改變。

8

藍區的長壽祕密

Eat like a King in the morning, a Prince at noon, and a Peasant at dinner.
—Moses Maimonides

世界上有七個被稱為「藍區」的地區，被認為擁有相對較高的長壽率。這些地區分別是日本沖繩（Okinawa）、義大利撒丁尼亞島（Sardinia）、希臘伊卡利亞島（Ikaria）、美國加州洛馬林達（Loma Linda）、哥斯大黎加尼科亞半島（Nicoya Peninsula）、巴西的斯坦福德城以及中國的壽春，後兩地是原本五區又新增的兩區。這些地區之所以被稱為「藍區」，是因為人們在這些地區的平均壽命遠高於全球平均水平。許多研究人員對這些地區進行了調查和研究，希望找出長壽的原因。

藍區長壽的共同特徵

雖然每個藍區都有其獨特的優點，但有幾個共同因素可能有助於解釋這些地區的長壽率，包括健康的飲食習慣，適度的運動，良好的社交互動、心理健康，以及穩定的社區網絡和生活意義感。

例如，日本的沖繩島居民以食用豐富的蔬菜、豆類和魚類為主的飲食習慣聞名。義大利撒丁尼亞島居民則以地中海飲食為主，其中包括大量的新鮮水果、蔬菜、全穀物和橄欖油。這種類型的飲食習慣豐富了身體所需的營養素，並有助於維持健康。

此外，這些地區的居民通常有穩定的社交互動和支持系統，這對於心理健康和幸福感至關重要。他們也經常參與適量的體力活動，如步行、園藝和農業勞動，這有助於保持身體健康和靈活性。雖然這些因素對於長壽的影響可能有所不同，但共同證明了生活方式和社會環境對健康的影響。

丹‧布特納的藍區研究

「藍區」這個名詞起源於一本《藍區》(The Blue Zones)的書，作者是美國探險家和作家丹‧布特納（Dan Buettner）。在書中布特納描述了他對世界各地長壽地區的研究，並將這些地區稱為「藍區」。這個名詞的靈感來自於他在研究過程中使用的一種地圖標記方法。布特納在地圖上將這些長壽地區標記為藍色，以區分它們和其他地區。這種標記方法後來被廣泛接受，並成為了長壽地區的官方名稱——「藍區」。

丹‧布特納在《藍區》中描述了他對世界各地長壽地區的研究。他進行了深入的調查和觀察，並分析這些地區人口的共同特徵和生活方式。書中提到了世界上五個著名的藍區：沖繩、撒丁尼亞島、伊卡利亞島、尼科亞半島、洛馬林達。這些被譽為世界上最長壽的地方，人們通常能夠健康地活到100歲以上。

布特納書中提到以下幾個這些地區人口的共同特點，他的研究也顯示，這些特點可能是這些地區人口長壽的關鍵因素，並提出了一些建議以幫助生活在其他地方的人們也能達到健康長壽的目標：

1. **飲食習慣**。這些地區的人們通常以植物性食物為主,包括豆類、蔬菜、水果和全穀物。他們的飲食富含營養豐富的食材,紅肉和加工食品的消費量也比較少。
2. **適度運動**。這些地區的人們習慣於日常運動,如步行、農務工作、花園照料等。他們的生活方式中融入了自然而然的身體活動,不需要刻意去健身房鍛煉。
3. **社交聯繫**。這些地區的人們擁有穩定和支持性的社交圈子,包括家人、朋友和社區成員。這種社交聯繫有助於減輕壓力、提供情感支持和建立幸福感。
4. **生活意義和目標**。這些地區的人們通常有明確的生活意義和目標,他們在生活中找到了快樂和滿足感。這種心理狀態對於長壽和健康非常重要。

布特納的研究結果顯示,以上因素經由共同作用,形成了一個促進長壽和健康的綜合模式,因此提出了「藍區生活方式」的概念,鼓勵人們在日常生活中遵循這些原則,以改善自己的健康和長壽。

挑戰與爭議

後來Netflix也製作了四集紀錄片，報導藍區人民生活方式，看起來引人入勝。再者，藍區居民如果遷移到其他的地區，長壽現象就不一定存在，顯示環境的影響比基因更重要。

但從科學醫學的角度上來看，這類型報告很少在醫學專業期刊出現，因為缺乏科學信任度，也無法以統計學角度解釋，不具備信賴的價值。藍區研究者的樣本人口收集和觀察僅限於一小部分，因此結論可能會有較大偏差。例如，性別比例通常接近平均的50%對50%。但如果是在一個小型醫院，今年出生的嬰兒中有6人，其中4名是女孩、2名是男孩，那麼女孩的比例就是67%。相比之下，如果是一家大醫院，今年出生了60名嬰兒，其中34名是女孩、26名是男孩，則女孩的比例為57%。樣本規模的不同會顯著影響結論的準確性。

因此「藍區」的意義對想要長壽的人而言，不是生活在哪個地區，而是如何過的日子？人類是非常奇怪的一種動物，要應付每天生活的環境和壓力，也要照顧家庭融入社會。在成長成熟的過程中，你要去了解怎麼做才能活久一點、感覺年輕一點、更有精力一點,也就是既要有成就也要有成就感。因此首先,你必須要了解自己身體的細胞和分子結構與其基本運行機能。

蔡醫師的抗老筆記

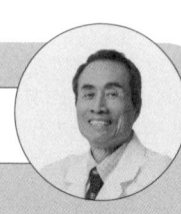

「藍區」源自對地球上最健康、最長壽的七個分散各處的藍區。藍區人民飲食主要包括完整的植物性食物,以及有限的肉類和動物產品。最重要的五大類食物是:全穀物、當季蔬菜、根莖類、豆類和堅果。

9

老化醫療對社會經濟的影響

Of all the forms of inequality, injustice in health is the most shocking and most inhuman because it often results in physical death.
—Martin Luther King Jr.

日本老化人口比率大約28.2%，排行世界第一，老人尿布的生意早就超過嬰兒的需求。統計資料顯示世界老化人口的平均值是10%。一百年前，美國超過65歲的人口是3百萬，現在已經5千8百萬，大約占人口的17.3%。1895年，台灣割讓給日本時總人口不到3百萬，65歲者僅占少數；今天65歲以上人口大約有4百多萬，約占總人口18.5%，很快地將在十年內上升到25-30%。這是很可怕的三級跳，加上少子化的趨勢，對社會環境經濟的壓力無庸置疑，政府民間都要有心理準備，提早計劃以防止破產。

現代醫療技術提升的老人問題

上世紀，公共衛生的進步和醫療技術的提升，生活環境改善，飲用水源控制，抗生素如盤尼西林的發現，疫苗的研發對抗感染病，糖尿病患者使用胰島素，以及多種心臟藥物如他汀類藥物（Statins）、β受體阻斷劑（Beta-blockers）、血液稀釋劑（Blood thinners）的出現等醫學上的開發進步，都是使病人活得更長、壽命更久的原因。但我們看到這些老人家經常進出醫院、療養院和急診室，或排隊等候或無奈也無神的躺在病床上等候安排，這並非我們樂見的。

在台灣有全民健保，但在美國，65歲以上的人才能申請老年醫療保險卡（Medicare）。據美國國家衛生院（National Institutes of Health, NIH）的統計，癌症病人的年花費約為1千6百億美元，其中大部分是老年患者。此外，心臟病、關節病變、骨折手術也是老人患者居多。老人專屬的失智症全球約有3千5百萬名患者，根據WHO估計，每年相關的經濟需求達到6千億美元。在洗腎方面，美國老年人是由醫療保險卡支付費用。過去在外科負責洗腎病患的血管手術，我觀察不少病人家屬很少來醫院探視，卻總是打電話來要求繼續洗腎以延長生命,即使病人已經失去知覺或依賴呼吸器維持生命,家屬仍然堅持治療。有次我拒絕手術,竟然收到法院強制執行通知。後來發現在患者洗腎多年的時間裡,家人可繼續取得患者每個月的社會安全福利給付,我真的很難想像和接受這樣的事。

政府和民間的應對方案

「健康」已成為美國總統大選的關鍵議題。歐巴馬總統主政時期力推〈平價醫療法案〉(Affordable Care Act),我曾以醫學大學分部外科主任的身分上書萬言,建議「每年把醫療保險卡的受惠者往下推五歲,十年之後就可以涵蓋除了小孩以外、所有美國人的健康保險,由聯邦支付;小孩則由各州政府負責,達成全民保險的目標。」這是漸進式方案,政府財源阻力會比較小,但是財力雄厚的私人保險集團反對,最終沒被接納。醫界怨聲載道,醫師不願接受平價醫療(Affordable care),結果就是貧民卡病人擠滿醫院急診室,禍不單行。

少子化和老人化已成為許多國家和地區的重大挑戰,對經濟、社會和文化產生深遠影響。我給國家政府的建議是:

1. 提高退休年齡，鼓勵更多女性和老年人參與勞動市場。促進自動化和人工智慧發展以減少人力的依賴。通過移民政策引進外地勞工。
2. 改革社會保障制度的持續性，鼓勵私人養老保險。平均醫療資源分配，推廣預防性健康措施。
3. 傳統大家庭模式逐漸消失，政府可以推動社區支持鄰里互助。增加養老服務和設施的投入，發展社區養老、居家養老模式。推廣智能家居技術，幫助老年人更好地獨立生活，
4. 透過教育和宣傳促進世代理解和合作，鼓勵不同年齡的人群參與共同的社區活動，增加社會凝聚力。
5. 家庭觀念和社會價值觀漸漸改變，傳統的孝道文化受到衝擊。透過教育體系和社會宣傳保持敬老尊賢的文明。
6. 針對老年群體開發文化產品和服務，如銀髮旅遊行程、老年大學等文化進修活動，滿足長者精神需求。

至於對民間企業與組織和個人，我建議企業界升級接受老化勞動力、開發適合老年人的產品和服務，並配合政府政策抓住銀髮經濟的機會。社團和非政府組織（NGO）可以在老年人

照顧和心理支持、文化活動等方面發揮作用，**彌補政府和市場的不足**。家庭成員設法合理安排資源、注重心理支持，改善老年人照顧。透過政府和民間的合作努力，可以緩解少子化和人口老化帶來的負面影響，促進人類社會的永續發展。

蔡醫師的抗老筆記

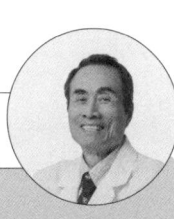

人口老化對社會最大的衝擊是醫療與長照，不僅造成社會福利負擔，進而牽動整體產業興衰；對於國內消費內需與勞動供給產生影響，人口結構的改變在經濟與金融上亦會造成影響，因勞動人口減少、生產力弱化，產經政策也須隨之改變，國際貿易、市場、產業、消費需求及基礎環境都將有一連串變化，必須及早應變。

第二篇

從細胞學與生物化學探討老化過程

10

細胞

What comes first the chicken or egg? darkness or light?
—Anonymous

十幾年前，兒子剛結婚不久就送來婦產科檢查的超音波影像，媳婦懷孕了，而超音波檢查顯示嬰兒心臟跳動中，且沒有睪丸，我們知道一個女性的生命已經開始了。小孫女名字叫Aria，非常聰明慧黠。有一次我問她。「Aria妳從哪裡來的？」她很快地回答「從媽媽的肚子來」，「肚子裡是什麼樣子呢？」她非常肯定地說「很小很小很小的我」。

早在西元三個世紀以前便有這種的想法，直到亞里士多德（Aristotle）與同僚們進行雞蛋胚胎的解剖研究，發現心臟最先出現，而不是整隻小雞。這種現象被稱為「根源發生」

（epigenesis），源自希臘語詞根 epi（在……之上）和 genesis（起源）。

中國的文獻則是在西元二世紀以前，包括《黃帝內經》、《神農本草經》和《本草綱目》等著作，都已明確記載有關人體胚胎的形成、器官組織和環境的影響。可惜中國古器物大多是不透明的銅鐵陶瓷器，西方卻是透明的玻璃水晶鑽石，後者利用這些透明體發展出放大鏡和望遠鏡，得以觀察細微的細胞與浩瀚的宇宙，奠定了現代科學的基礎。

細胞：生命的基礎

化學的原點是分子，物理的原點是原子，量子則是糾纏的電波，而生物的起點是細胞。男性產生上千上萬的精子，而女性只能一個月只能排出一顆卵子。上千萬精子只有一個能碰上卵子形成胚胎，因此我們都是幸運的精子成員，美國甚至還有名為「幸運精子俱樂部」的團體。卵子和精子各自攜帶一半的染色體，卵子總是攜帶X染色體，而精子則可能攜帶X染色體或Y染色體，當他們結合成胚胎體時二合為一，我們的細胞就有46條染色體。

1856年到1863年，基因學之父孟德爾（Gregor Mendel）檢查收集了3萬株植物，並將其觀察記錄下來。植物的高矮或花的顏色等形態特徵，在第二代時一定會以顯性性狀與隱性性狀3比1的比例表現。證明了是遺傳型基因會將特徵遺傳給下一代。達爾文則研究了自然界中物種的進化，物種論認為遺傳是一個必然加上環境偶然，而非基於先前的設計藍圖。

繪製基因序列顯示染色體的家在細胞核中，當細胞分裂時，染色體首先開始拉開成兩份，基因一分為二，分配給接下來的新生細胞，這在後面的基因章節中會有更詳細的簡述。

細胞的結構與功能

細胞的結構組織是什麼，又有什麼作用呢？細胞是生物體的基本組成單位，具有特定的結構和組織，並擔負著多種重要的功能如下：

1. **細胞膜**。細胞的外部界面，由脂質雙層組成，控制著物質的進出，保護細胞內部免受外界環境的影響。
2. **細胞質**。在細胞膜內部的區域，包含細胞器、細胞骨架和細胞液，是細胞內部進行各種生化反應和代謝過程的主要場所。

3. **細胞核**。位於細胞中心，由核膜包圍，含有遺傳物質DNA，控制著細胞的生長、發育和遺傳訊息的傳遞。
4. **細胞器**。具有特定功能的亞細胞結構，如粒線體負責細胞內能量產生，高爾基體參與蛋白質的合成與分泌，溶酶體（Lysosomes）分解細胞產生的廢物。
5. **細胞骨架**。由蛋白質纖維網絡構成，支撐和塑造細胞形狀，還參與細胞運動和細胞間通訊。

細胞的結構組織和作用密切相關，形成了一個高度協調的系統，使細胞能夠執行各種生理功能。通過細胞結構的特定安排和細胞器的協同作用，細胞可以完成能量產生、蛋白質合成、物質運輸、細胞分裂和訊息傳遞等關鍵生命過程。這種高度組織化和專業化的結構，使細胞能夠適應生物環境和維持正常生理功能。

粒線體的發現與細胞進化

學生時代，我用光學顯微鏡看到粒腺體時，只知道它的功能是儲存能量，產生ATP作為身體所有能量的來源。電子顯微鏡出現後，我們有更高倍數去觀察粒腺體，才發現粒線體實際上是幾百萬年前從外入侵細胞的，最初還擁有染色體，當發現細胞已經存在染色體，幾百萬年來就逐漸放棄了自己的染色體。這也證明細胞幾百萬年的變化跟環境的影響有確實的關係。

人體細胞來源有兩種：胚胎細胞和幹細胞。胚胎細胞是由精子跟卵子產生的單一受精卵細胞，它可以分化成長為各種器官組織；幹細胞則是由胚胎細胞分化成熟出來後，存在於器官或組織的細胞，可以用來修補一些有缺陷的器官或補充喪失的細胞。

在快速成長的胚胎中，臨近細胞透過互相交談，遠距細胞則利用荷爾蒙交流，基因的得失成為分化的關鍵。這些細胞化成肌肉、血球、骨頭、皮膚、肝、腎、腸等組織的原始細胞。一旦分手開始（細胞分化），就像是西洋棋的卒子只能往前走沒有回頭路。

假設以社會組識看待細胞，心臟、肌肉、骨頭、腸胃器官是藍領階級、清道夫，維持環境日常運作，腦細胞則是白領階級，負責指揮控制的角色。

● 蔡醫師的抗老筆記 ●

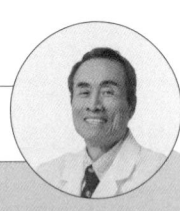

人體裡大約有37兆個細胞，這些細胞會隨著時間老化、死亡或是損傷，每秒鐘就有5千萬個細胞死去，同時又產生新的5千萬個細胞。細胞用不同的語言彼此談話（酵素和蛋白質）交通互動。它是人體組織的最基本單位，一般細胞分裂到60次的極限就開始成老化細胞，現今科學發現天天運動、睡眠正常、飲食健康，即可突破海夫利克極限。

11

單一細胞的啟示

Religion is a culture of faith. Science is a culture of doubt.
—Richard Feynman

根據1927年的大爆炸（Big Band）理論，宇宙在137億年前由奇點（Sigularity）開始，那時愛德溫・哈伯（Edwine Hubble）觀察星球逐漸互相遠離，應用都卜勒效應往前算出它的速度，後來並由宇宙背景微波（Cosmic Microwave Background, CMB）的發現而證實。

也許有人會問，上帝創造宇宙之前在做什麼？大爆炸之前沒有空間時間存在，以科學的角度來看，這個問題是沒有意義的。45億年前，當地球形成時，溫度還是極其炎熱，但溫度逐漸下降，直到10億年前後，溫度下降到適合生物生存的環境並出現水蒸氣，再約6到10億年後，發生相當月球大小的星座撞擊地球，使水分分離出氫和氧，氧化地球表層，氫則離開地球上升成大氣層。岩石等等沒有生命的物質接受長期的氧氣，產生類似病毒的怪物，是生物化學產物的mRNA它們介於生物和非生物中，自己無法複製必需寄生在別的地方。今天科學研究可以製造這類號稱Finblosm的物質。

生物的來源和多樣性

1970年發表的生命之樹，將生命共同的起源（Last Universal Common Ancestor, LUCA），分成三支：細菌、黴菌（人類）、古菌。起初，生命只以單細胞的形式存在。甚至今日由多細胞組成的系統生物也是始於一個稱為受精卵的單細胞，它是精子和卵子受精的產物。後來才分化完成多細胞。通常細胞在分裂前會膨脹變大，因此分裂後子細胞會和母細胞一樣大小。然而受精卵不會增大。取而代之的是卵內不斷形成薄壁去分開各自細胞，最終形成數百個較小子細胞的聚集成體結構稱為囊胚。這些小細胞是否均勻分布？基因指揮一般成熟細胞的分裂，而囊胚均勻分布的指令來自哪裡？目前科學家還在尋找。

細胞的自主性與可塑性

1888 年，德國博士威廉‧魯克斯（Wilhelm Roux）使用熱針殺死了剛剛分裂成兩個細胞的受精卵中的一個細胞。存活的細胞只形成了半隻青蛙，以此證明細胞的發育具「自主性」。後來，另一位住在海灣附近的德國人漢斯‧德理施（Hans Driesch）使用「海膽」進行實驗。他不是殺死細胞，而是劇烈搖晃試管，使細胞自動分離。令他驚訝的是，每個分離的細胞都發育成完整的「海膽」。他推斷這種現象是由於細胞的「可塑性」。事實上，被殺死的細胞它的存在沒有離開，仍然會放出「我還在」的訊息，去影響另一個活存自主的細胞。而被搖晃分離的細胞則會通過所謂「靈魂」指示來改變主意，成為它自己的指導者？或是繼續影響鄰近的細胞？他的學說「細胞自主性」（Cellular Plasticity）成為多細胞生物界的真理。可惜 1910 年，他放棄了生物學研究，轉而追求「靈魂」的靈學研究，是生物界的一大損失。

另一位德國生物學家漢斯‧施佩曼（Hans Spemann）將囊胚中的細胞移動到不同位置。細胞會因所在位置進行不一樣的發育分化，長大成不同的組織，這個現象在細胞年輕時就移居時更明顯。細胞可塑性如我們所知是年輕的特權，比如孩子們能比老年人更快地學習一切東西。施佩曼發現，即使在胚胎後期，「背唇細胞」仍然能夠突破只有年輕可塑的規則。因為當將其移植到另一個位置時，會形成第二個胚胎變成雙胞胎。他於 1935 年獲得諾貝爾獎，也證明了他提出的兩種細胞發育分化類型理論：一種是天生的遺傳決定，另一種是與鄰近細胞的相互作用和後天的可塑性。這兩方面的平衡或是傾斜取決於細胞的年齡和所在環境。進化論這隻無形的手，在數十億年的時間裡不斷地改變生物，直到今天仍然繼續在發揮作用。

人造生命可能嗎？

單一細胞既然是生命的來源又是一切能源的基本工廠，由基因和指令行動進行每日的活動。今天合成生物學的發達，人類可以建立基本細胞工廠和充分資訊數據。像電腦加上軟體成為今日人工智慧的遊戲規則。2013 年，哈佛大學生物學家喬治・丘奇（George Church）支持了一項大型工程項目，利用從滅絕物種中提取的基因，將其插入並取代現存動物基因的細胞，這種方式可以讓絕跡的哺乳動物長毛象重新復活，更進一步把尼安德塔人（Neanderthal）帶回增加人類的體質。科學家也是企業家約翰‧克雷格‧文特爾（John Craig Venter）進一步把人工合成的蛋白質化學物當作基因導入取代的單一細胞也存活下來。不久的將來，人類是否將會合成生物？扮演上帝的角色？單一細胞供給人類無限發揮的空間。至於今日的電腦加上軟體成為人工智慧的遊戲規則，甚至可以思考判斷做出決定。則是另類的超人。

● **蔡醫師的抗老筆記** ●

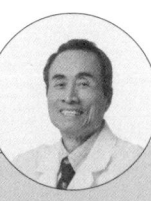

單一細胞是生物體內的基本結構和功能。提供細胞生物學、發育、疾病及其相互作用的重要訊息，有助理解生命的基本機制和體內化學反應。人類複雜的組織和器官功能也是由此開始，許多老化細胞仍然有影響力，依據科學研究適當的平衡找出它的「幽靈」影響力或許可以遲緩老化。單細胞和其他細胞的互動使細胞更能持久因此我們老化族群的每一個個人也要學習關懷其他的個體和族群與增進生命末期的活力。

12

端粒酶和山中因數

If I have seen further, it is by standing on the shoulders of giants.
—Issac Newton

科學是一種團隊運動競賽，不會單打獨鬥，是場前人種樹後人乘涼的接力賽。生物科學家早就知道染色體的兩端有一個保護結構 —— 端粒，像鞋帶的束頭一樣保護染色體不被損壞。除了腦和心臟以外，多數細胞越分裂兩旁保護傘就會變得更加短小，最終不能再保護染色體的基因，於是細胞無法再次分裂而死亡，這一過程被稱為「海夫利克極限」。一般而言細胞生命只能分裂50次到60次，這就是細胞老化的現象。

端粒酶與染色體保護的奧祕

1978年，加州大學柏克萊分校（UC Berkeley）的生物學家伊麗莎白・布萊克本（Elizabeth Blackburn）發現，不少她培養的單細胞生物的端粒不但沒有短小反而增長，對比感到百思不解。一般動物細胞只有46條染色體，也就是兩邊共92個端粒，但很幸運地，她所研究的單細胞生物有2萬個染色體，提供兩邊共4萬個端粒的豐富數據供她參考研究。她的同事把這些染色體打入酵母菌中，發現它們竟然也延長了生命。這是什麼原因呢？是蛋白質還是酵素促成了端粒延長呢？一直到1984年的聖誕節，終於因為有了新的酵素X光攝影術，透過照相確定有一種酵素端粒酶（Telomerase），而端粒酶能夠增長端粒。這種酵素能夠召喚核糖核酸（Ribonucleic acid, RNA）製造蛋白質，去保護端粒本身的DNA，從而打破細胞的海夫利克極限。

這在生物界醫學界造成巨大的震撼，也因此她和三位科學家在2009年一起獲得了諾貝爾醫學獎。如果能把酵素引進我們身體的細胞保留端粒的長度，那我們就可以長生不老了嗎？可是這個酵素蛋白質分子太大，不能口服會被胃酸分解，也不能經由注射在人體血流中輸送，因此目前還在研發中。

使端粒變小的頭三號敵人是：

1. 發炎現象 (Infections, Immune Reaction)
2. 過度氧化（Oxidation, Free Radical）
3. 胰島素抗性（Soda, type II Diabetes）

因此，目前可行的方法就是適當睡眠、平衡飲食、勤奮運動，以及用營養補充品和多種維他命，可能有助增強身體本身的酵素。然而另外一個很大的風險，是許多癌症細胞的生存、壯大同樣仰賴這種酵素，一刀兩刃，如何取捨成為一種挑戰。

克隆與幹細胞研究的里程碑

長久以來，我們都認為受精卵成長的過程是一個單行道。玩西洋棋的人都知道，卒子能往前走，細胞也是從未分化走向分化。事實並不完全如此，初生受精卵的形成，不就是由成熟的精子和卵合成後返老返童，成為嶄新的初生單細胞嗎？因此反分化並不是反生物原則。

1960年，英國科學家約翰・格登（John Gurdon）將青蛙早期胚胎的細胞核移植到已去除細胞核的未受精卵中，結果該卵子成功發育並生成了一隻青蛙。這一實驗表明，即使未受精卵本身「不孕」，也能通過細胞核移植實現胚胎發育。然而，當移植的細胞核來自胚胎發育後期時，成功率顯著降低。1997年蘇格蘭科學家利用這個技術，成功了產出綿羊桃莉（Dolly），這是我們耳熟能詳、第一次成功的克隆（Clone）哺乳動物。桃莉的DNA和母親一模一樣，起初認為克隆技術是牠早亡的原因。後來研究指出，曾經克隆過四十多代的其他動物生命並未減短，認為這個克隆技術本身和生命長短沒有關聯。

山中因數與誘導多能幹細胞的誕生

新世紀的來臨也激發了新的生物研究，利用胚胎的早期細胞，進行許多細胞DNA的互換，可是這些研究都需要利用到胚胎，在美國造成很大的騷動和抗議聲浪。山中伸彌（Shinya Yamanaka）的時代終於來臨。這位日本的骨科醫生，雖然骨科行醫地位崇高也富有，但臨床醫師不是他的人生夢想。於是他留學美國史丹佛大學從事基礎實驗工作，將研究室新觀念、研究精神和技術帶回日本。他是一個對生命感情豐富的醫者，一直認為自己的女兒和即將成為嬰兒的胚胎沒有什麼差別，終將成長為人身，所以為了實驗而犧牲胚胎沒有必要也不值得。

山中伸彌研究過許多利用特定合成的抄本蛋白質（轉錄因子）改變基因開關的技術，這些技術能將細菌中已經分化的細胞重新推回為幹細胞。為了進一步探索，他決定在實驗室中尋找更合適的蛋白質分子與基因組合，來進行這類實驗。經過許多失敗的實驗過程，他終於發現四個轉錄因子，後來被稱作「山中因數」（Yamanaka Factors），這些因子可以將老鼠的纖維細胞推返回具有胚胎幹細胞功能的細胞 —— 誘導多能幹細胞（Induced Pluripotent Stem Cells, iPSCs）。

許多科學家以他的方法為基礎，在其他動物和不同類型的非纖維原細胞中也取得了成功的結果。他與格登（John Gurdon）共同獲得了2012年的諾貝爾醫學獎。山中伸彌的貢獻不僅限於此，例如C型肝炎病毒（Hepatitis C virus, HCV）僅在人類和大猩猩中發生，因此無法犧牲人類和猩猩去從事實驗，而他的技術為研究這種病毒提供了可行的實驗方法。

再生醫學的前景與挑戰

在第16章的胚胎學,我們還將知道未分化的細胞會很快地走向分化。如何領導它的走向,變成腎臟、肝臟、心臟甚至神經細胞呢?它需要不同的信號和化學分子適時適地的領軍,否則可能長出胚胎瘤,因此疾病和老化問題尚未能完全解決。目前有弱視失明、糖尿病和帕金森氏症的成功案例,也已進入臨床的第一期實驗,可望二期和三期實驗將能很快到來。

這些誘導多能幹細胞來源豐富,可以從皮膚、口液、血液甚至小便中取得,並在體外大量培養保存。加上最近人工智慧的蓬勃發展,強大的資料收集分析能力,能夠幫助我們避開實驗室或人體實驗的紛擾和費時。往未來看,幾年後診所或醫院的醫師將會有完全不同的治療方式,以及如銀行庫存般的胚胎幹細胞等著使用。因此我鼓勵本書的讀者一定要活到「老而不老」的百歲。未來人類生活的變化,一定會比好萊塢科幻影片更豐富精彩,超越想像的奇妙生活正在等著我們。

蔡醫師的抗老筆記

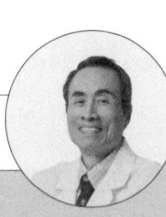

端粒位於染色體的末端,負責保護 DNA 不被破壞。隨著細胞分裂次數增加,端粒會逐漸縮短。端粒的長度與生物的年齡和健康狀態密切相關,因此被譽為「生物時鐘」。山中因數是四種關鍵轉錄因子,它能重新編程體細胞,使其轉化為誘導多能幹細胞(iPSCs),從而逆轉細胞的「生命時鐘」。

13

幹細胞

Mistakes are the portals of discovery.

—James Joyce, Ulysses

一位女性醫師同學來電說她去打幹細胞:「聽說可以養顏,有效嗎?」近年來在美國、在全球,從事幹細胞療法的診所像雨後春筍,最多的是關節發炎病患打骨髓幹細胞和大量的血小板血漿(PRP)後病痛減少,而認為是幹細胞的作用。有位蔡醫師的報告可作為最新幹細胞治療的參考。幹細胞療法的來源有骨髓、血液、身體肚皮脂肪、胎盤血。其實大部分的幹細胞治療是詐騙,也是不道德的醫療行為,在美國有超過30億美元以上的市場規模。2020年,FDA認為此療法不道德也違法開始取締,到了2024年FDA允許的臨床試驗依然屈指可數,包括腦充血、中風、糖尿病、電療、化療後的免疫系統重建以及脊髓神經麻痺等,真實的療效等待未來揭曉。部分患者或許可從《我們科學家》一書所述「嘗試權利」(Right to Try)和「同情關懷」(Compassionate Care)計畫尋求治療機會。

幹細胞的發現與研究

幹細胞顧名思義是細胞的源頭,可以開花結果,它的發現和證明存在是醫學臨床研究失敗後的偶然。多倫多的物理學家詹姆斯・蒂爾(James Till)與醫師厄內斯特・麥克卡洛(Ernest McCulloch)因二戰期間兩顆原子彈的破壞性,決定投身研究X光和鈷光對細胞的影響。十年磨一劍,他們卻經歷近二十年的研究失敗後,才得以發表第一篇以老鼠脾臟腫瘤證明幹細胞存在的論文,而成為幹細胞的先驅者。

他們在大量照射X光後的老鼠實驗中發現,老鼠大約會在四星期後死亡。但如果注入大量年輕老鼠的骨髓,則能延續其生命。這些接受骨髓注射的老鼠除了表現出貧血和敗血症外,其他解剖結果與未注射的老鼠相似。有一個大雪紛飛的日子裡,他們因無聊提早三週進行解剖,意外發現老鼠的脾臟中長出了大量腫瘤。然而這些腫瘤並不像是癌症,因為四週後便自然消失。進一步的切片檢查顯示，這些腫瘤實際上是血液細胞的原始髓樣組織，最初出現在脾臟，隨後消失並轉移至骨髓。因此稱呼這些細胞為「幹細胞」。

此後的60年間，幹細胞研究發展迅速。從DNA重組技術的突破，到促成肝炎疫苗的發明，再到胚胎早期注入DNA進行交換的動物實驗，研究發現第二代可能會繼承多達四個或八個以上「父母」的遺傳特徵。然後，在實驗室培養過程中也發現許多問題。例如：為什麼胚胎幹細胞在實驗室中可以存活很久，但打進動物胚胎裡面一、兩天就分化不見了？為什麼打進動物胚胎中可以正常成長，但打在動物皮膚下就會產生畸胎瘤？為什麼人體的胚胎實驗結果跟動物不同？用幹細胞取代衰竭老化的腎臟、心臟、肝臟、胰臟、關節、腦和其他器官，一直都是醫學研究的夢想。原來細胞與其上位細胞核內的基因，在胚胎成長過程中會相互聯繫、協調，並分工合作。這些指令性信號源於細胞群體中分子化學變化的不同程度，以及蛋白質、醣類等營養物質濃度的差異發生不同的效果。

幹細胞研究的難題與潛力

在研究中發現，幹細胞具有與其他細胞非常不同的特性：它能分化成不同的組織，也有自我再造的功能。換句話說，幹細胞能夠分裂成幹細胞，也能分化成幹細胞，更可以直接分化成其他細胞。分化完成後，胚胎幹細胞就消失了。今天的科學家發現，有些組織器官中仍有幹細胞的存在，特別是細胞分裂快速的器官，例如小腸、血液和皮膚。但是細胞分裂遲緩的器官，例如肝臟、胰臟、腎臟和肌肉，只有依靠本身細胞的分裂，很少會有幹細胞存在。

1990年，麻省理工學院的馬里奧·卡佩奇（Mario R. Capecchi）把外來的DNA打入細胞核，成功重新創造新的胚胎幹細胞，這使胚胎幹細胞再次成為研究的焦點。人體胚胎的研究依賴丟棄的胚胎，或是父母親捐獻的無用人工胚胎，但是反對墮胎者就是不同意。2001年8月9日，小布希總統對全國演說，停止NIH支持新的胚胎研究計畫，對醫學幹細胞的研究產生非常大的殺傷力。幾年後，日本骨科醫師山中伸彌在他的實驗室發現，不必利用胚胎就可以把人體成熟的細胞返老還童，回到幹細胞的年輕功能和起源點，使時光倒流。這個研究徹底改變了幹細胞的研究面貌，下一章會再詳細說明。

展望未來的幹細胞治療潛力無限。國際幹細胞研究協會的成立，吸引了世界各國的參與研究，包括舊金山醫學大學、史丹佛大學、梅約醫學中心（Mayo Clinic）、墨西哥籍的史丹利·瓊斯醫師（Stanley Johns），還有台灣、日本、加拿大、德國、中國等國家的參與。特別是台灣新政府預計將大力推動幹細胞研究與生物科技的開發，期許未來再創有如今日台積電在晶片產業的成就，未來成果可期。再者，最近日本利用Muse細胞（多功能幹細胞）對腦部和神經疾病進行治療，顯示出極少的副作用。不僅為未來的疾病治療帶來希望，也可能成為防老的仙丹妙藥。

蔡醫師的抗老筆記

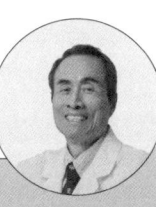

幹細胞俱備特定的組織分化及或器官發育的能力，可以更新、修復、及分生、分化組織，是再生醫學、細胞治療等新穎療法蓬勃發展的主幹，也為過往較難治癒的疾病帶來新的解套曙光。

14

基因治療

The power to control our species' genetic future is awesome and terrifying.
—Jennifer Doudna

Life is a complex dialogue between the genome and the environment.
—Carlos Lopez-Otin

基因是所有生物體的主宰。它決定年齡的老化、疾病、細胞分裂,以及遺傳特徵如膚髮顏色、身材高矮等外觀要素,也是身體內許多器官組織健康的掌控者,更是癌症細胞病變的根本原因。若能改變或保護基因以防止突變,就能解決生命中的許多問題。

基因治療的意義

廣義的基因治療涵蓋所有形式的基因輸入、移植、替代性或消滅惡性基因；狹義的治療專指針對CRISPR-Case 9（常間回文重覆排序眾集[Clustered Regularly Interspaced Short Palindromic Repeats-Case 9]，Case 9是蛋白質）技術進行的基因改造和編輯。經過數千萬年細菌對抗病毒的進化，它們留下的記憶基因排列最近被發現並加以應用。這種溫和的療法顯示出無明顯併發症，且不會對病人造成生命威脅。

1987年，日本科學家石野良純（Ishino Yoshizumi）在研究大腸桿菌（E. coli）時，發現其DNA有整齊的重複排列。他稱之為「空間」，卻無法解釋其中的意義。1992年，西班牙科學家弗朗西斯科・莫希卡（Francisco Mojica）的博士論文中，也在其他無害細菌中發現了類似結構。那時沒有網路也沒有Google，花費他很多時間才終於找到石野良純的研究。這兩種細菌的基因數量雖然極少，但其存在顯然具有特別的意義。他與荷蘭人簡森・魯德（Jansen Ruud）共同將這些基因的「空間」命名為「CRISPR」。這些排列不僅與病毒基因相似，還指導產生了一種名為Case 9的蛋白質酵素，能有效殺死病毒。這原來是細菌祖先對抗病毒後所留下的免疫印記。

CRISPR 技術的突破

這些觀察和發現最初被細菌學家認為是RNA干擾的作用。然而，加州大學柏克萊分校（UC Berkeley）的澳大利亞科學家吉莉安・班菲爾德（Jillian Banfield）雖也百思不解，卻並不認為它是由RNA干擾所引起的。有一天他想到利用Google搜尋RNA專家，意外發現著名的RNA化學家珍妮佛・道納（Jennifer Doudna）竟是隔棟大樓實驗室的主任。兩人的校園咖啡對話激發了從未聽說過CRISPR的女化學家道納極大的興趣。最終，她在自己的實驗室中成功在試管裡製造出具有三度空間的化學分子酵素Cas 9，這種酵素可以用來進行基因的「剪切與黏貼」，以對抗病毒。

這位在夏威夷長大的小女孩，父親在她小學時送她一本詹姆斯・沃森所著的《雙螺旋》（*The Double Helix*），深受啟發，並對父親說：「長大後我要成為一名化學家。」在那個時代，女孩很難成為獨當一面的科學家，但她憑藉堅持與熱愛，打破了性別的天花板，從不可能的哈佛入學開始，一路到今天的研究突破,成為舉世矚目的基因科學巨擘。她的發明對人類的貢獻,實在無法用文字描述。她的勵志故事成為年輕女孩的典範,讀者可參考這兩本著作《基因編輯大革命》(*A Crack in Creation*)以及《破解基因碼的人》(*The Code Breaker*)。

CRISPR 技術的廣泛應用

道納的CRISPR技術於2020年榮獲諾貝爾化學獎,並迅速應用於農業、畜牧業及醫療領域。例如,提高番茄中的維他命D含量,或將樹木的開花時間從數十年縮短至僅幾個月。其中,CRISPR技術一直依賴自然界中發現的蛋白質來實現DNA的切割操作,特別是最初來源於細菌的Cas 9蛋白,能有效打開DNA鏈以改變基因序列。這種技術不僅能持續提供穩定的農產品,還能促進漁牧生物多樣性的保育,增產惠及全球,對於今天與未來的人類發展具有無限價值。

人工智慧可以進一步優化CRISPR基因編輯系統,從最初的400萬個序列中精簡篩選,最終確定Open CRISPR-1。這種新型蛋白質在測試中的表現與Cas 9相當,但脫靶位點的副作用降低了95%以上。這意味著基因編輯將變得更加精準,幾乎僅在目標位置發揮作用,並且對DNA鏈不會造成任何損傷。

這也是建構下一個基因藥物時代的開始,從表面來看,使用人工智慧以任何方式改變DNA或是發展新藥都會需要有所警覺,但人工智慧能消化大量數據,再以最快速度避開副作用、得出結論,新技術將為常見疾病,帶來更快速精準的基因藥物治療,以上這些將在小孩或成人身上達到成功的基因改造,造福人類。

基因治療的倫理挑戰

CRISPR技術的快速發展在國際上引起非常大的震撼,如果在胚胎基因編輯,也有可能對人類的傳宗接代造成很大的影響,這是科學家不敢觸碰的倫理規範。

2018年在香港基因編輯國際會議上,來自深圳的科學家賀建奎,為求創紀錄並一舉成名,進行了全球首次人類胚胎基因改造,成功誕生了一對雙胞胎,此事震驚全球。在場的所有科學家一致認為他的行為極為不負責任。一年後,在全球輿論壓力下,中國法院以他誤導醫生為由,判處其三年有期徒刑,判決生效。據悉，賀建奎進行基因編輯的理由是雙胞胎的父親為HIV患者，他試圖透過基因編輯避免後代感染。然而，其行為招致廣泛譴責。他在史丹佛大學的指導教授在宣判後表示：「我曾勸他不要這樣做，但他仍一意孤行。」目前這對雙胞胎已經上幼稚園，據傳健康狀況良好。

利用醫學科技從事違反道德、法律、責任與倫理的醫療行為，經過法律的審判與社會共識的形成，使得科學家不敢輕易逾越倫理的界限。基因編輯的國際組織逐步達成共識，認為相關決策應包含科學家、宗教人士、公民團體、社會代表以及病人團體的多方參與，透過協調和溝通找到平衡點。在此基礎上，善用科學的進步，目的是為人類創造最大的福祉，而非引發倫理或社會問題。

● 蔡醫師的抗老筆記 ●

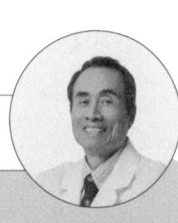

利用分子生物學方法,將特定的遺傳物質導入病患細胞核體內,達成新的基因產物,從而治療疾病,為現代醫學和分子生物學相結合而誕生的新技術。這項基因編輯剪接改造工程技術應用到食品動物和植物的改良,方興未艾,讓減少環境污染、糧食充足、消滅貧窮,指日可待。

15

暴君基因

We used to think the future was in the stars. Now we know it's in our genes.

— James Watson

西元2000年6月26日,當時的美國總統比爾‧柯林頓與英國首相東尼‧布萊爾透過電視媒體,共同宣布成功解碼2萬多個人類基因排序。這是人類歷史上最重要的里程碑之一,柯林頓總統說「今天我們學習到上帝創造人類的語言」。這個偉大的工程是主要是由英美兩國政府主導、耗資超過30億美元,歷經多年努力推動終於完成,兩國認為這些成果是公共財產,應由全人類共享。

稱基因工程的排序解讀為「生命書」未免過於誇張，我認為以「百科全書」來形容更為恰當。這項成果使我們能夠隨時調取基因資訊進行探索與應用。然而，目前僅有少部分DNA的蛋白質指令被解讀，許多染色體上的基因仍被認為沒有功能。更何況，這些指令的來源與作用機制至今尚未完全解明。但無論如何，這是一個值得肯定的良好開端。

基因與長壽的關聯

在2018年，科學家傑森・G・魯比（J. G. Ruby）在調查約4億人口的數據後發現，基因對長壽的影響僅約占7%。然而，北歐和美國的研究指出，在長壽家族中，基因的影響比例可能高達20%，尤其是在超長壽家庭中，基因的相關性更為顯著。1996年，一項著名的丹麥研究針對2,872位雙胞胎進行基因調查，結果顯示基因對長壽的影響約為25%，並且長壽並非單一基因的影響，而是多基因與環境交互作用的結果。

這也是為什麼醫生看診時的第一件事，就是要問病人的家族病史：父母幾歲過世、家族裡有什麼疾病……。如果病人的父母親都高壽,當然非常恭喜他們,這是先祖的功德和庇陰。先天基因與長壽有密切關係,但在同一家庭中,即使成員之間沒有血緣關係,也可能表現出相似的壽命特徵。這是因為婚姻和家庭生活的關係,使家庭成員在同一環境中共同成長、互動,接受類似的生活條件、鄰里影響、教育模式、健康觀念、文化背景及飲食起居習慣等,這些共同的後天因素可能影響基因的表達或形成類似的健康模式。一家人在這些因素下互相影響,進而塑造彼此的健康與壽命。換句話說,個人的努力也能改變生命的軌跡。因此,無需氣餒或喪失信心。耐心閱讀此書並付諸實踐,答案就在您身邊。

DNA 的結構與功能

「基因」這個名稱來自1920年代的德國園藝學家漢斯・溫克勒(Hans Winkler),是指基因和染色體的總稱,主要結構是DNA,形狀像旋轉的一串梯子,也就是雙螺旋。這個雙螺旋結構的長型骨架由糖磷酸(Sugar-phosphate)構成,中間由四種化學鹼基以特定方式結合形成,分別是腺嘌呤、鳥嘌呤、胞嘧啶和胸腺嘧啶。鹼基之間的配對規則是腺嘌呤與胸腺嘧啶配對(A-

T），鳥嘌呤與胞嘧啶配對（G-C），這些鹼基配對透過氫鍵相互吸引，構成梯子的橫桿部分，進而形成穩定的雙螺旋結構。

當細胞分裂時，DNA的雙螺旋結構首先被解開，兩條鏈分離成一半。每條鏈作為模板，很快會吸引並配對相應的核苷酸，形成一條與之互補的新鏈。最終，每個子細胞都獲得一份完整的DNA副本，確保遺傳訊息能被準確傳遞。它的化學結構是詹姆斯・沃森與法蘭西斯・克里克兩人在1953年，乘載前人努力的成果發表在期刊上，並因此得到了諾貝爾獎。

DNA和染色體是密不可分的一體兩面。DNA中的四種化學鹼基（A、T、C、G）的排列組合形成了遺傳密碼，就像文字的排列組成句子，進而連結成章節，最終構成一本敘述生命故事的「書」。這些遺傳訊息不僅用來維護生命功能，還負責生成所有器官和組織的基本單位 —— 蛋白質，使生命保持活力。

所有複雜的生命現象都可以歸結為化學分子的反應及其攜帶的資訊傳遞，從而實現生物的繁衍與延續。DNA的功能無時無刻不在運作，受到酵素、環境影響以及其他基因的互動調控,以光速進行微觀層面的精確控制,決定何時加速、減少或停止基因的表達和作用。

老化的問題在於這些功能性的化學反應逐漸減弱,因此,如何重新啟動這些反應、維持化學能量的持續供應,成為延緩衰老的重要課題。進一步來說,就像建造一座高樓大廈需要詳細的藍圖,人體的所有運作也依賴一張精密的藍圖──DNA。它是一個動態的系統,能隨時響應內外環境的變化,進行相應的調整。可以將其比喻為民主社會與極權社會的差異:人體的DNA更像是民主社會,能靈活地根據「人民」── 即身體的需求和外界的刺激,及時改變「政策」以適應環境的變化,從而保持生命的穩定與活力。

RNA的獨特地位

與DNA相比,RNA在化學結構上略有不同。RNA的骨架結構多了一個氧原子,並且四種基層化學物質中的一個有所不同:T(胸腺嘧啶)在RNA中被U(脲嘧啶〔Uracil〕)取代。這使得DNA與RNA成為「難兄難弟」,但RNA並不是DNA的一半,而是一個獨立的分子實體。科學家推測,RNA可能是在數十億年前單細胞時期由外來入侵的基因片段演化而來。人類的DNA呈線性結構，這意味著在細胞分裂時，端粒的縮短會導致壽命限制的問題。然而，細菌的染色體結構呈環狀，彼此首尾相連，因此不存在線端縮短的問題，壽命受到的限制也有所不同。

在功能上，DNA位於細胞的中心位置，擔負發號施令的角色，而RNA則像一位「信使」，在細胞內來回穿梭，將DNA的指令傳遞到蛋白質合成機構以製造蛋白質和酵素。這些酵素反過來又調控DNA的基本功能與解碼過程。因此，從某種角度來看，RNA可能是生命起源的真正主宰，並在生命的最初階段扮演了關鍵角色。

RNA與CRISPR技術

2023年諾貝爾得主托馬斯·塞奇（Thomas Cech）和西德尼·阿特曼（Sidney Altman）在1980年代發現，RNA不僅能指揮細胞製造蛋白質酵素，本身也是一種酵素，被稱為核酶（Ribozyme）。上一章提到的珍妮佛·道納，在加入哈佛大學DNA專家兼諾貝爾獎得主傑克·索斯塔克（Jack Szostak）的團隊後，曾受到恩師的勸告：「不要去人多的地方。」這意指放棄當時熱門的DNA研究，改攻RNA。這個決定的確讓她感到壓力倍增。

然而經過多年的努力，道納從哈佛大學、科羅拉多大學到麻省理工大學、耶魯大學，再到加州大學柏克萊分校，她在各大實驗室間不懈奮鬥，最終成為基因編輯技術CRISPR的主要開創者之一，與法國科學家艾曼紐爾・夏彭蒂耶（Emmanuelle Charpentier）共同榮獲2020年諾貝爾化學獎。

不僅如此，她也是第一位揭示RNA分子化學結構的科學家。過去被忽視的RNA，終於憑藉她的貢獻躍升為科學研究的核心，並被視為生命的主宰源頭以及疾病控制的關鍵。RNA在遺傳病、病毒感染疾病，甚至於最近結束的COVID-19全球大流行中，扮演了無可取代的角色。若沒有她的貢獻，包括適時開發PCR檢測試劑，以及基於RNA蛋白製作的快速疫苗，這次的人類悲劇或許仍會持續蔓延。

蔡醫師的抗老筆記

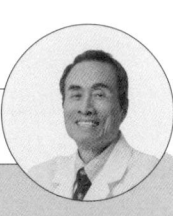

基因是遺傳指令的基本單位，影響着每人的身體結構和功能。四種 DNA 代碼 A、T、C 和 G 環環相扣，形成 DNA 長鏈。整條長鏈中只有一部分乘載了特定的遺傳指令，便是「基因」。如果用寫作文來比喻，基因可以被看作是一段完整的句子或文章段落，而染色體則是用來傳達整體訊息的結構，兩者密不可分。由於基因的指令對於細胞生命的延續至關重要，必須被絕對執行，因此基因有時被形容為「暴君」。

16

胚胎學

A fetus is the God's opinion that life must go on.
　　　　　　　　　　　　　　　　—Anonymous

　　人體的發展從卵子和精子受孕開始到懷孕成熟的過程,是一個非常神祕的故事,有許多科學家解不開的謎。數百年來,生物學家透過對昆蟲、果蠅及青蛙的研究,揭開胚胎發展的部分面紗。近年更由於研究工具的突飛猛進,終於找出了一些線索,知道細胞彼此能夠對談,也受基因和環境的影響。細胞的成長和老化有密切的因果關係。因此研究了解胚胎學是防止老化的第一步。

受精卵的分裂與分化

當幸運的精子從幾千個同伴中脫穎而出,前進子宮、輸卵管,然後進入卵巢排出的卵子結合受精,雙方各帶23個染色體組成46個染色體的受精卵,形成單一細胞,接著回頭被吸進子宮。此時子宮內壁受到荷爾蒙的影響變厚,已經開始準備懷胎。一個受精卵形成後,它會開始經歷細胞分裂的過程,稱為細胞分化。這是一個非常複雜且神奇的過程,涉及到許多基因指令的活化和關閉,以及細胞間的相互作用。

首先,受精卵會分裂成兩個細胞,然後再分裂成四個、八個,以此類推,形成一個細胞團,稱為囊胚。德國生物學家威廉‧魯克斯認為細胞是以「拼湊」的方式組成整體。他在實驗中觀察到,當受精卵剛分裂成兩個小細胞時,使用高熱針頭殺死其中一個細胞,結果青蛙胚胎只能發育成「半隻」,這表明每個小細胞擁有其自身的「自主性」。隨後,在囊胚內,細胞開始分化為不同的類型,逐漸形成各種組織和器官。

這種分化過程由基因表達的調控所驅動。雖然每個細胞都擁有相同的基因,但在分化的過程中,不同的基因會被選擇性地活化或關閉,使細胞逐漸發展成不同的類型。這種基因的活化與關閉受複雜的信號通路和調控機制的精確控制。即使成熟、分化完成的細胞,其部分基因雖然已停止活躍,但並未消失,而是以後備狀態存在。這為科學家提供了巨大的想像空間——未來在需要時,這些基因有可能被重新喚醒,成為實現返老還童的重要關鍵。

細胞間的相互作用

同時,細胞間的相互作用也起了重要的作用。細胞會釋放出許多信號分子,這些信號分子不但可以影響周圍細胞的行為和發展方向,也能經由荷爾蒙和化學分子影響遠端的細胞。這種相互作用可以導致細胞在特定的方向上,分化成特定的類型。此時需要快速的細胞分裂,從單細胞發展成約1兆的細胞體而至嬰兒出生,因此需要很大的養分,且完全由胎盤供給。這個囊胚的外層成長為胎盤,內層成為所有人體器官組織的來源。

隨著時間的推移,囊胚內的細胞由於所在位置的差異,分化成不同的胚層,稱為外胚層、中胚層和內胚層,這些胚層最終會發展成不同的組織和器官。例如外胚層分化成上皮細胞，包括皮膚、神經系統，以及內胚層分化成腸胃道、呼吸氣管等，無縫接軌滴水不漏，黏在一起阻止外物的入侵。即使吸收養分和氧氣，也要經過上皮細胞內的接送。中胚層則分化成骨骼、肌肉以支持人體。心臟、腎臟、肝臟、神經等較複雜的系統，則三層通吃。

　　胚胎成長過程中，分化相同的細胞組織產生黏貼性互相吸引聚集在一起，好像政治上的同溫層，成為各種器官。組織也趨向形成管狀物像樹枝分開，可以在小體積中擁有龐大的表面。動物大小更是重點，雖然細胞都一樣，但是細胞數量造成大小的差異。雖然生長激素與像胰島素的生長因子以及營養，可以幫助提升細胞數量，主要原因還是基因序列和環境。動物的體型大小和生命長短有非常大的關係，早在2千年前，亞里士多得已經有相關記載、討論和憶測，考古學家也發現巨大恐龍的生命很長，由於體型和新陳代謝有關，因此我們想要長壽必需壯大但不是肥大。

胎盤與再生醫學

在動物進行手臂移植後,即使原本供與受的手臂長短不同,最終因手臂基因的特性而生長為相同的長度比例。同樣地,在肝臟移植或部分肝臟切除後,再生的肝臟大小也會受到基因調控的影響,因而可能出現差異。這反映了器官再生與基因調控之間的關聯性。最近日本用移植豬腎暫時取代洗腎和換腎,我們可以拭目以待。現在攝影儀器技術發達,能把胚胎成長的所有過程記錄下來,我們看到早期細胞在胚胎的位置分佈,竟然可以決定未來細胞的命運,也看到細胞內的蛋白質 Keratin 8 和 18 的分子變化,決定生命不同的未來。

從胚胎學的角度來看,母親子宮內壁最初形成的一層細胞組織,隨後逐漸發展成胎盤。雖然胎盤在分娩後通常被視為廢棄物,由婦產科醫生處理丟掉,但紐約康乃爾大學的神經外科醫師羅伯特·哈里里(Robert Hariri),對胎盤研究卻情有獨鍾。除專注於神經外科手術的同時,他的研究團隊也深入探索胎盤的科學與醫療潛力,才發現其中的奧妙。因為從生物學的角度來看,嬰兒對母體來說是一個外來物,理論上母親的免疫系統應該會排斥它,但這種現象並未發生。原來,胎盤在其中起了屏障作用，能產生一種調節性T細胞，負責發號施令以阻止免疫系統的攻擊。由此衍生出的蛋白質在老化過程中對衰老細胞起到了保護作用，這也是胎盤幹細胞能延緩老化的重要理論基礎之一。此外，胎盤產生的微血管不僅負責輸送氧氣和養分，還能防止母體與胚胎之間的直接血液交流。這一特性與癌症細胞周圍形成的微血管作用相似，由此，哈佛大學的外科醫師Dr. Judah Folkman與藥廠合作，研發出Vascular endothelial growth factor（VEGF）的治療大腸癌的新藥Avastin，是今天鏢靶治療癌症的重要基礎理論之一。

總結起來，胚胎細胞的形成是一個非常複雜且精密的過程，涉及到基因的調節和細胞間的相互作用。這個過程是透過細胞分化和胚層發展來實現的，最終形成了人體的各種組織和器官。十月懷胎從單一受精細胞發展成260億到1兆細胞的嬰兒（成人為30兆細胞）。這個過程的確是科學上的奇蹟，也是生命的神祕之處。生物胚胎學的進步打開許多疾病的面紗，基因的信號觸及細胞成長快速，這跟癌症也有關聯。舉例來說，原纖維組織必須快速的成長，使小孩成年促進體格強壯。但是纖維過分成長也會造成器官疤痕而衰竭，促使心臟、肝臟、腎臟器官結疤,造成血管的疾病和免疫系統的問題。基於細胞學和胚胎學的實驗和研究,以及了解細胞成長的過程,我們更可以反向思考,運用我們得到的知識,去調整細胞成長,更一步一腳印的解決老化的所有問題。

蔡醫師的抗老筆記

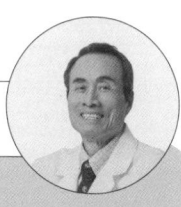

胚胎是有生命的個體,當受精卵發育到第四週後的胚胎期,胚胎會開始出現心肌跳動,這時便逐漸脫離了細胞階段,開始成為多細胞的嬰兒個體。因此法律不允許在十二週以後的人工流產手術是有醫學基礎的。因為此時心臟已初步形成。二十四週後的胚胎離開子宮可以存活下來。科學家可應用胚胎學的研究做為基礎,發展出防老、抗老、長壽的管道和藥物。

17

高血糖、高脂肪、高血壓

Courage is not the absence of fear, but the triumph over it.
—Nelson Mandela

為了永遠年輕不老,一定不能久病、重病,所以在此要談談大家耳熟能詳的三高:高血糖、高脂肪和高血壓,以及它們的危險性。

三高是多數內科疾病的根源,長壽的祕訣就是有勇氣去征服這個問題。比我年輕又勤快的弟弟是南洛杉機有名的內科醫生和膽固醇專家,他非常重視自己的身體狀況,特別在意運動,在舉重方面更有專長,可是最近發現他有第二型糖尿病的早期徵狀,很苦惱。還好他用豐富的內科知識,加強運動、飲食營養和睡眠,終於把前兆完全控制下來。「久病成良醫」,許多糖尿病患和朋友也都可以藉由「自我控制」，達到預防和治療的目標。證明早期發現的重要性，尤其糖尿病更是造成洗腎患者的主要原因，兩者皆是長壽健康的絆腳石。

血糖與代謝的管理

醣／糖是身體的主要燃料，太高或太低都不行，大腦雖然僅占2%的體重，但卻用掉20%糖分產生的能源，可見血糖對人腦的重要性。血糖過高症狀包括疲倦、口渴、容易飢餓、視力模糊，經常小便、頭痛；血糖過低的現象則包括頭昏、不安、疲倦、顫抖、暈眩、意識混淆。相關血液檢查包括空腹血糖、糖化血色素（HbA1c）、胰島素濃度等級以及葡萄糖類耐受度，可以查出糖類新陳代謝和脂肪儲存的門檻，因為這是身體的第一道防火牆。

特別是脂肪細胞的儲存，影響到胰臟細胞胰島素的分泌，造成初期胰島素的抗耐性。要如何防止血糖過高或過低呢？主要依賴食物的選擇和脂肪細胞的控制。減少含糖飲食，包括米飯、穀類、蕃薯、麵包、玉米及豆類製品，用海產、肉類、雞蛋、種子、果醬、蕃茄、包心菜、菠菜、茄子、酸乳酪、蛋白質粉和適量的牛奶來取代。其次是控制脂肪的新陳代謝、減肥、保持體重跟身高的平衡BMI數值。

除了飲食控制以外，睡眠和運動對控制糖尿病也是很重要的把關機制。睡眠不足會造成胰島素抗耐性，而定時延長空腹時間也是控制初期糖尿病的好方法，飯前一湯匙醋，依序食用蔬菜、肉類最後才是米飯麵粉，最重要是有糖尿病專科醫師的協助治療。胰島素除了注射外，最近也有方便的吸入肺劑可供使用。糖尿病的第一線治療藥Metformine，也部分證實能夠延長患者壽命。

脂肪代謝與膽固醇控制

脂肪是膽固醇（Cholesterol）、三酸甘油酯（Triglyceride）和脂蛋白（Lipoprotein）三種物質的總稱。飽和或不飽和脂肪的食物入口後，由膽汁消化、小腸吸收，經門靜脈進入肝臟或是脂肪細胞儲藏，在肝臟化學變化合成磷脂（Phospholipid），是細胞膜最重要的組織，它的水溶性和油脂性可方便讓分子進入細胞代謝，也能形成膽汁分化脂肪的吸收。三酸甘油脂的作用和膽固醇類似，但可以儲存在脂肪細胞內，提供作為未來熱量的來源。

脂蛋白的主要功能則是運送脂肪。它由脂肪加上蛋白質合成，分成三類：高密度脂蛋白（HDL，屬於好膽固醇）大部分是蛋白質，可以對抗低密度脂蛋白（LDL，屬於壞膽固醇），但是過高並沒有保護心臟血管的功能；LDL占脂蛋白的小部分，過高時會分泌化學物質，造成嚴重發炎現象，促成血管阻塞、是心臟病腦充血的主因。第三類包括極低密度＋中低密度脂蛋白（VLDL＋IDL），是LDL的先行者，負責送膽固醇去細胞組織。而HDL則負責接受膽固醇回去肝臟儲存，減少膽固醇對身體的傷害，所以才說它是好的膽固醇。

在美國心臟血管疾病是第一死因，因此膽固醇的新陳代謝是非常熱門的課題。有許多專家認為膽固醇和LDL越低越好，那麼為什麼不能明說？可能是政府醫療系統無法負荷藥費支出吧！降血脂藥物Statin類已經屬於高價藥物，Repatha等注射用藥物的成本更是令人卻步。未來，PCSK9抑制劑或膽固醇疫苗的進一步研發，可能為解決相關問題提供一次性或更具經濟效益的方案。

高血壓的隱性風險

高血壓是隱藏的兇手,因為一般人無法感覺到異常,也沒有什麼症狀,所以更應該每天量血壓。2015年,WHO報告指出,25歲以上人中40％有高血壓。正常的血壓是125/85mmHg,每增加20/10mmHg就增加大約兩倍心臟病或腦充血的危險死亡率。我91歲高齡的姐姐身體硬朗,堅持不吃高血壓藥,因為她的醫生說上了年紀的只要不超過150是可以接受的。我們苦口婆心勸告,並找出文獻給她參考,終於聽話開始吃藥,這是做對的事。

鹽和高血壓的關係已被許多研究證實,兩者確實存在關聯性。少鹽、少油、不添加味精,是維持健康飲食的重要原則。高血壓還會損害聽力的毛細胞,其最嚴重的後遺症是中風和半身不遂,對長壽構成重大威脅。

大部分中風病例是由血塊阻塞引起的缺氧型中風,或短暫性腦缺血發作(Transient ischemic attack, TIA),少部分則為腦血管破裂。有效控制高血壓還能預防心臟病的發生。市面上至少有100種以上的藥物可用於治療高血壓,其中最受歡迎的藥物如Norvasc，不僅效果良好，副作用也較少。建議每個人都應該找到一位值得信賴的家庭科或內科醫生，並進行定期檢查，以保持健康。

蔡醫師的抗老筆記

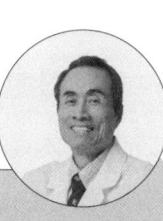

三高是指高血糖、高脂肪和高血壓。由於這三種疾病初期沒有任何明顯的症狀，人體也不會有明顯的不適，讓人難以察覺，而忽略掉潛藏的危害。尤其高脂肪的檢查，特別是 LDL 應該越低越好，甚至沒有更好，因為它是壞的脂蛋白，將膽固醇輸送到全身組織。

18

癌症

An ounce of prevention is worth a pound of cure.
—Benjamin Franklin

章首美國開國先賢富蘭克林的這句話主要是在針對火災，但是用它對付癌症更適得其所。所有癌症的治療只是在清理戰場，然而最重要的是避免戰爭的開端。癌症的英文Cancer源自希臘文Karkinos，本意是螃蟹（crab），大概是指它橫行霸道走，台語「橫柴入灶」的意思。

預防勝於治療

美國人的第一死因是心臟血管疾病，第二死因是癌症，台灣人則相反。因此我們「談癌色變」，害怕的原因除了死亡率高之外，也有一些是因為無知。癌細胞的可怕並不是長得特別快，而是它不停的成長最終轉移。對付癌症的根本要素是避免惹火焚身，換句話說就是預防，改變不良生活習慣、充分睡眠、定時運動、飲食控制、不抽煙、少喝酒。第二要素是早期診斷，大小便檢查、血液檢查、乳房和胸腔攝影、胃大腸鏡檢查，包括卵巢、肝臟、攝護腺、子宮頸都要定期檢查，以免發現時已經太晚了。除了手術以外，化療、電療、都是補救之道，尤其當癌症已經轉移，更是回天乏術。說癌症像螃蟹 Cancer，大概也是指它橫衝直撞吧！癌症有幾點特色：快速分裂、無法停止、增長血管血流、黏生性特強。

二十年前我曾經出版《決戰癌症》一書，內容許多都已跟不上時代了。1971年，美國尼克森總統簽署《國會癌症法案》，擴大美國國家癌症中心（National Cancer Institute, NCI）的規模及資源，宣告「決戰癌症」——要在上一世紀結束前消滅癌症。這個行動的起源來自紐約年輕的服裝大王亞伯特·拉斯克（Albert Lasker）死於大腸癌，他的遺孀運作巨大財富遊說國會促成立法。半世紀以來，除了私人財團的投資以外，NCI 投資1千億美元和百萬份以上的醫學研究文獻，成果輝煌，癌症存活率大幅增加，可是死亡率並沒有減少消失。

如果用戰爭做比喻，使用手術、化療、電療這樣的治療方法，是不對稱也是不適當的武器。以癌症手術作為例子，過去認為病人能忍受的手術越大就越能根治癌症。我在1970年代學習的乳癌手術，不但取走乳房大小胸肌還要進入胸腔拿淋巴，使得許多病患術後恢復困難（出名的哥倫比亞大刀，亦即擴大根治性乳房切除術），真是犧牲了整整一代的女性乳癌病人。以我這50年來的癌症外科經驗，已經了解擴大手術規格並不能根治癌症，而化療、電療對病人身體的傷害更是大家有目共睹。為了活下去，這是病人和家屬每天不得不面對的掙扎決定，醫生也是愛莫能助。

癌症的類型

癌症有兩種：一種是血液癌症，一種是固態癌症。血液癌症的治療最近有大幅的進展，幾乎許多都能用免疫療法根治。在這一章裡面我們談的是固態癌症。傳統上，基礎的癌症教學是基於細胞的來源而命名，像肺癌、肝癌、大腸癌、乳癌、胰臟癌、攝護腺癌、子宮癌等的分類。

在研究胚胎的過程當中，從受精卵一個細胞經過十月懷胎，快速發展成260億細胞嬰兒的過程，發現癌症細胞的快速發展分裂竟也似曾相識，都起源於基因的指揮和操控，基因內有促癌和抑癌的不同化學分子，基因突變就是受兩者不平衡的影響，有可能是從單一細胞或是鄰近的細胞群一起繁殖。病理學家將早期細胞的病變稱為非典型增生（Dysplasia），例如大腸息肉以及乳癌、肺癌的原位癌（Carcinoma in situ）都屬於此類。根據組織病理的形態分類，癌症可分為以下三類：

1. 上皮組織形成的癌症稱為癌（Cancer）。
2. 內皮腸膜組織形成的腫瘤稱為肉瘤癌（Sarcoma）。
3. 淋巴結相關的腫瘤則稱淋巴瘤（Lymphoma）。

有許多我們手術治療的病人中，雖然能夠切除轉移的癌症細胞，但細胞已經變形，往往無法確定癌症的原發部位，這種情況被稱為未知來源的癌症（unknown origin），經常引發診斷和治療上的混淆，到今天都無解。這一類病患大多需要接受免疫治療。

精準治療的發展

1980年開始,將基因打入老鼠細胞能清楚的觀察癌症細胞的形成步驟,而找出應對的方法。胰臟癌是一種非常可怕、高殺傷力死亡的癌症。科學家利用KRAS/p53老鼠實驗,幾個月後終於長出胰臟癌,在觀察中可以用免疫的治療法操作癌症的突變,以抑止癌細胞的壯大。十幾年來,利用細胞基因分子突變、基因表現的不同而有新的癌症分類。治療方法不再根據細胞的組織形態,而是根據基因分子的組成而治療,稱為「精準治療」,引起公眾輿論極大的關注和討論。

以肺癌來說,過去病理的分類是肺腺癌40%、肺鱗狀癌30%、大細胞肺癌15%、無法分類肺癌10%。現在主要根據細胞大小和基因,分類成小細胞肺癌占15%,和吸菸有關,死亡率高達100%;以及非小細胞肺癌佔約85%,5年存活率26%。開刀就像亡羊補牢是沒有用處的,但近年發展的免疫療法竟然能夠根治。

除了基因突變之外,2011年癌症研究專家道格拉斯・哈納漢(Douglas Hanahan)等人研究發表關於癌症細胞的兩種特質:

1. 改變它的新陳代謝，提升爭取糖分的功能。
2. 欺騙或逃避免疫系統的監視。

針對這兩特質，第一項有賴新的早期診斷方法正子掃瞄（Pet Scan），可以找出身體糖分特別聚集的地方。我的右胸上方透過電腦斷層掃瞄看到一個陰影，但正子掃瞄結果正常，證明不是癌症而是疤痕，可避免切片手術的折磨。另外藉由酵素P13K抑制劑，能打開細胞的大門迎接糖分，使細胞快速成長，藉此調節細胞信號傳遞，開啟細胞的大門以吸收糖分，促進細胞快速生長。這一機制與肥胖、糖尿病及胰島素的代謝密切相關。近期，FDA批准了四種針對PI3K的抑制劑藥物，這些藥物結合飲食療法（如生酮飲食）來降低胰島素的需求及用量，已被用於治療淋巴癌、血癌及乳癌，顯示出顯著的臨床潛力。第二項則是研究開發免疫鏢靶個人化治療。在我的外科部門，有位同事的夫人是泌尿科醫生，兩個人非常成功的創立外科診所，也雇用不少外科醫師。他們夫妻從不吸菸，但有一天太太突然氣喘不止，檢查後發現整個肺部無法透氣，最終確診為非小細胞肺癌末期。夫妻倆當機立斷，立即賣掉診所並進入癌症中心接受治療。最終，他們參加了免疫檢查點抑制劑的治療實驗，其中包括2018年FDA批准的Keytruda治療方案。不需手術她的癌症即成功得到控制，並已經重返醫院工作。這雖看似奇蹟，但其實是基於癌症幹細胞療法（Cancer Stem Cells Therapy）的理論。

在第10章細胞中有談過，DNA的生化作用包括甲基化，癌細胞也會有類似的化學現象。甲基化過高或過低都可能改變基因調控機制，影響促癌基因（Oncogene）的表達或抑制功能基因P53的運作。大約50%以上的人類癌症源於P53抑制功能的缺失。其中，最為顯著且引起廣泛關注的是BRCA1和BRCA2基因的突變。這些基因突變使女性罹患乳癌的機率高達80%，罹患卵巢癌的機率達到50%。六年前，電影女星安潔莉娜‧裘莉（Angelina Jolie）在《紐約時報》發表文章＜我的選擇＞，說明為何她要預防性的切除了自己最引以為傲的乳房，引發美國感性熱議、轟動一時，接著也預防性地切除卵巢。

基因編輯與免疫療法

控制癌細胞的增長，現今已可透過基因編輯技術實現。當我們能夠徹底消滅癌細胞的根源，不再產生新的癌細胞，舊有的癌細胞將逐漸死亡，達到根治效果。甚至已有針對胰臟癌患者成功的臨床報告。而目前正在進行的臨床試驗中，新型的免疫綜合療法（Immunotherapy）也取得了顯著進展：這種方法將癌細胞移出體外，在實驗環境下篩選出最有效的殺癌T細胞，然後大量培養，再回輸至患者體內，達到針對性的抗癌效果。

在抗癌的戰爭中，隨著科學理論的進步、技術工具的更新以及戰略的與時俱進，人類對抗癌症的希望正在不斷增加。在本世紀內，徹底擊敗癌症的目標似乎指日可待。或者，像對抗愛滋病一樣，我們能將癌症病毒壓制至無法活躍的狀態，實現人類與病毒、癌症共存的局面。

蔡醫師的抗老筆記

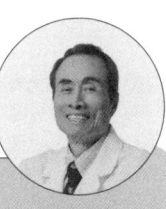

癌症起源於基因突變，快速分裂以致於轉移和正常細胞競爭吸取養分，它進一步能夠欺騙人體的免疫系統避免被吞食消滅。因此早期診斷、早期治療是唯一能夠控制癌症的方法。最新的鏢靶治療和個人化的免疫療法有意想不到的效果。

19

微生物

It is the microbes who will have the last word.

—Louis Pasteur

人類自以為聰明有智慧有大腦是「萬物之靈」。幾千年來，在地球上建立社區生活、建築城市、發動工業革命，締造了歷史，是文明的啟蒙創意和文化的發展保存者。可是從生物本能的微觀角度觀之，微生物才是人類進展的掌控者

微生物與人類文明的共生關係

在第14章曾提到，2019年諾貝爾化學獎得主珍妮佛·道納因為發現CRISPR的基因序列改造技術而成名，她說自己的貢獻和知識來自於加州大學柏克萊分校班菲爾德教授的建議與

啟發。數百萬年前,細菌在受到病毒感染時,將病毒的遺傳訊息「記憶」在其DNA中,因為這記憶方法可以在人類細胞上技術改造、複製,變成了細菌對人類的祝福和禮物。人類不但要當它為友,更應該感激它們全體的付出。我有位朋友是康乃爾醫學大學細菌學教授,一生的貢獻就是在細菌的研究和教學,回台前在家庭餐會相識,他感性地認為細菌、病毒是主宰人類文明進步以及人種生存的墊腳石,細菌不但是人類的朋友也是「救命恩人」,聽他一席話勝讀十年書。

外科醫學與滅菌的進化

身為外科醫師,我成年後所有的時間,尤其在手術期間,開刀前後都在戴口罩、洗手、清潔傷口,特別是在大腸、食道、胃等開刀前的滅菌清腸程序。多年來,關於預防和控制的研究,在外科文獻領域占有重要篇幅。對抗細菌、殺菌、滅菌是我生命和工作中的大部分,難道我的大半生外科事業都在做錯誤的決定,傷害我們的恩人嗎?當然不是。

直到上世紀末期,全球發炎致死者超過心臟、癌症的總合數。天花是第一致命的病毒,從紀元前的埃及木乃伊,到1977

年最後一個索馬利亞的病例，天花才絕跡。從18世紀英國鄉村醫師「疫苗之父」愛德華・詹納（Edward Jenner）發現有效的牛痘疫苗，到20世紀末WHO的「消滅天花計畫」（Smallpox Eradication Program），這才最終取得成功。

其次，黑死病（黑瘟）缺氧黑臉的死亡率也高達60%，也是一種從西元前的雅典開始，由動物傳人的細菌，歷史記載有28次流行歐陸地區，1665年英國大流行造成20%以上倫敦市民死亡，2015年美國也有病例，2017年在馬達加斯加（Madagascar）爆發流行，還好有抗生素可以治療。肺結核（白瘟）則帶來貧血蒼白，是人傳人的細菌，直到1960發現抗結核藥物（Anti-TB Drugs），一夕間所有隔離病院關閉，醫學期刊《刺胳針》（*The Lancet*）認為2045年應可以結束肺結核橫行。

瘧疾也是來自微生物感染，希臘、埃及、古代中國都有文獻描寫，美國南北戰爭、第二次世界大戰以及巴拿馬運河建設期間，都曾受瘧疾重創，有兩位醫生因為研究蚊子寄生蟲而獲得諾貝爾醫學獎。霍亂的細菌感染又名「藍死」，因會造成大量拉便、脫水、皮色呈藍而亡，目前已經有疫苗。1981年時愛滋病爆發全球大流行，該病毒的RNA會嵌入宿主細胞的DNA

中，導致免疫系統功能喪失，最終致人死亡，一度被認為是「世界末日」的疾病，如今透過避免共用針頭、採取安全性行為以及使用抗病毒藥物，已能完全控制。

2020年，COVID-19在全球爆發，歷時兩年的大流行，引發了恐慌和廣泛的隔離措施，全球確診病例超過6.26億，死亡病例達到6,862,491例，每百萬人口中有88,119例感染。美國的病例數與死亡率居全球首位，台灣則排名相對後段。此次疫情甚至影響了一位美國總統的連任，但最終不了了之，至今無人追究相關責任。

以上簡要介紹了少數病毒與細菌對人類的危害。至於傷口發炎以及手術前後的感染現象，因屬個人層面問題，此處不再贅述。

細菌與人類健康的互惠關係

生物的本能是代謝製造能量、反應環境、傳種接代。科學至今無法回答起初生物如何產生，只知道約38億年前生命首次出現。生物都起源於生命之樹，即最後共同祖先。單一細胞沒有神經但能夠反應，繁殖方式是直接一分為二，只有一個染色體而人類有26個，像人類社會一樣，所有的細菌裡也只有少數是害群之馬。

以幽門螺旋桿菌（Helicobacter Pylori）為例，1970年代以前，大量的病人因胃酸過多、胃出血，送急診切除胃以救命。1980年後，只需切除胃壁的迷走神經（Vagus Nerve），保存大部分胃器官的新型手術治療已可減少胃酸，也使我以降低胃酸病例舉證教授的演講風光一時。1982年，兩位澳洲病理家發現，自手術取出的胃上皮細胞的細菌，是胃酸和逆流的始作俑者，親自吞食細菌並進行胃鏡檢查證明他們的假設，終於分享2005年諾貝爾醫學獎的榮耀，從此沒有人再做胃切除或是胃壁神經手術了。

胃腸、皮膚、口腔、呼吸道、陰道的細菌，和人類健康息息相關。研究發現從陰道生產的新生兒有別於剖腹產，較早接觸細菌，因此少氣喘、高抵抗力、少肥胖、好照顧，甚至長大後少糖尿病、低膽固醇。其他動物、植物、環境的細菌也不遑多讓，供養健康長壽的平衡狀態。因此不必要的抗生素和過度講究環境衛生、完全殺菌，對人類的健康與長壽只會造成反效果。

微生物的智慧

在退休之前，我曾多次為了感染新型艱難梭菌（Clostridioides Difficile Infection, CDI）送來急診的患者，進行全結腸切除手術，作為最後的救命措施。病人多數是年長者，因為亂吃抗生素導致細菌不平衡、讓艱難梭菌勝出，其毒性造成急性大腸炎，大腸像氣球般隨時可能破裂，此時無藥可救，即使急診手術死亡率也高達70%。如果能早期診斷，則可使用萬古黴素（Vancomycin）治療，或透過糞便移植進行改善。此外，想要長壽必須避免生活壓力。大腦、免疫、內分泌、腸胃等系統的健康，建築在身體內包含2千多種細菌組成的39兆個微生物群菌的平衡上，它們是維持人類、動物、植物和地球和諧的保鑣。

幾十萬年前出走非洲的人類智人（Homo Sapiens）和尼安德塔人曾經交配，科學家發現是人類攜帶的細菌滅絕了尼安德塔人，但也是細菌幫人類活存下來。再者，病毒、霉菌產生的酵素，可以幫助洗滌衣物並清除消化可怕的放射線廢物。細菌非常聰明，有朝一日，當出現無法以藥物治療的「超級細菌」時，只有求救於病毒的噬菌力去克服它。

蔡醫師的抗老筆記

微生物是地球上對最大的族群,有好的也有壞的。絕對大多數是人類親密的朋友,與我們共存活,也是我們的守護神。人類必需尊重、了解、研究它們。

第三篇

日常生活健康指南

20

運動

If you can't fly, run. If you can't run, walk. If you can't walk, crawl. But by all means, keep moving.

—Martin Luther King Jr.

和運動家學驅動力

運動家（athlete）一詞源自希臘語，原意為「我掙扎，我受難」。多年以前，張德培贏得澳洲網球公開賽男單冠軍，返美後出版了一本書。他提到每天清晨五點起床，練習發球多達3千次。我曾在舊金山郊區的鄉村俱樂部與史蒂芬・柯瑞（Stephen Curry）擦肩而過。他比我高一個頭，是多年來勇士隊的最有價值球員，他從國中時期便開始苦練三分球，每天早上五點起床投籃超過1千球。有一次，我恭喜兒子的高中同學獲得游泳冠軍時,與他聊了起來,他提到自己每天清晨五點起床到室內游泳池訓練,即使下雪也從未間斷。我問他為何這麼辛苦,他的回答令人動容:「我的父親是酒鬼,他選擇了酒精而不是我,所以我要證明我比酒精更值得。」運動家的掙扎與付出,不僅僅是為了贏得冠軍,也有其他驅動力支撐著他們。清晨辛苦起床運動也需要驅動力,其道理也如是。

以運動累積健康資本

至於選擇何種運動或球賽,並無標準答案,每個人應根據興趣選擇適合自己的運動。我的一位猶太病人,全家都是我的患者。他是律師事務所的大老闆,如今已86歲,仍樂此不疲地單打網球。我曾提醒他年紀大了單打可能有風險,但他只是笑笑。最近,他告訴我已經改為雙打了。

我的身材雖高大,但早年身體虛弱,經常因體力不支昏倒。為了強健身體,我開始學游泳和籃球,最終在成功嶺預官訓練營中代表連隊參加游泳接力比賽,也在醫學院時代表學校參加全國五大醫學院杯籃球賽。外科醫師需要充沛的體力,這50年來能夠支撐下去,全靠運動累積的資本。退休後搬回紐約，我的公寓有健身房，我下定決心每天早上六點起床，快走四英里（約1小時），再進行1小時的舉重訓練。了解肌肉解剖的我清楚，必須預防老化而來的肌少症。醫學研究指出，65歲以上的人每年會失去約2磅肌肉，最終導致行動不便、容易跌倒骨折，甚至增加死亡風險。2022年，心臟學院對75萬人進行調查，發現身體不適能力比任何心血管危險因素更嚴重。預防肌肉萎縮的關鍵是進行阻力運動，儘管起初可能困難，但隨著運動荷爾蒙的分泌旺盛，會越做越上癮，感覺年輕20歲以上。

每次回到台北，我都在清晨到大安森林公園快步走三、四圈，看到台北市民晨起運動的熱情。他們跑步、快走、慢走，甚至中風後復健，還有打太極拳、劍道、武術、跳舞、體操、擲碟等，或單獨進行，或結伴而行，這股活力讓人感動。

我有五位孫子孫女，其中三位住在附近的紐澤西州，因此我常探望他們。最讓我驚訝的是他們對音樂的反應。人們經常說「聞雞起舞」，而天真無邪的孫子們聽到音樂便自發地隨節奏擺動。孩子的大腦和肌肉像海綿般吸收音樂帶來的節奏和興奮感。知名神經科醫師奧利佛・薩克斯（Oliver Sacks）曾說：「當我們聽音樂時，其實是我們在聽肌肉。」因此，運動時使用耳機聽音樂，效果出乎意料。音樂中的歌詞可以啟發情感，燃起持續運動的勇氣。有報導指出，一些憂鬱症患者在進行最後一次跑步或健身房運動後，竟改變了自殺的念頭。

動一動青春不老

運動分為有氧和無氧兩種型態。有氧運動發生在細胞內的粒線體中，能使糖分完全氧化，每卡路里可產生38個ATP作為能量來源，適合的運動包括慢跑、游泳、高爾夫、騎腳踏車等。無氧運動則發生在細胞質中，效率較低，每卡路里僅產生2個ATP，但有助於蛋白質和酵素的合成，如跳繩、舉重、短跑、籃球等高強度運動。無氧運動後，肌肉仍持續燃燒熱量，因此對減肥效果更佳。

我熱愛多種運動，包括騎車、游泳、跑步和舉重，唯獨對高爾夫小白球不感興趣。不過，對於不喜歡流汗、甚至行動不便的長者或病患而言，是否能開發出模擬運動的藥物呢？如AICAR、GW1516或urolithin A等，可透過活化粒線體，讓細胞年輕化。這類產品或將成為未來對抗老化的利器，但若運動員大量服用時，則會被視為禁藥。

運動可以促進長壽，我們用最大攝氧量（VO2 Max）測量，正常值約為 30 ml/kg/min，50歲以上每十年下降15%。VO2 Max低於15時，死亡率高達50%。這項指標是老年人身體的「儲蓄金」，也是長壽的關鍵。

2015年，德國科學家在高度競爭的運動員中，發現一種俗稱運動荷爾蒙（Irisin）的激素。這種由肌肉分泌的激素，在快速步行30分鐘至1小時或更劇烈的運動後分泌，對新陳代謝、大腦保護、免疫功能提升，以及心臟病和糖尿病的控制有顯著效果。

若要保持粒線體健康，避免自由基（Free radicals）的損害，需要定期運動。想要保持年輕，關鍵在於定期運動、適當睡眠、平衡飲食和基因調控，而基因調控以運動居首。正如俗語所說：「不用它就失去它」，我們不能停止運動，會導致肌少病、容易生病，更不用說提早老化甚至失智。

● **蔡醫師的抗老筆記** ●

許多研究都指出,運動能讓死亡率降低 30-35%;保守估計,有規律運動的人可以增加 2 到 4 年的壽命。不必等到上年紀才開始運動,而且要加上有阻力的肌肉運動直到冒汗才行。「每天走就是了。」

21

肌肉和肥胖

The time to repair the roof is when the sun is shining.
—John F. Kennedy

前加州州長、電影明星阿諾·史瓦辛格（Arnold Schwarzenegger）讓人留下深刻印象的不是政績、演技，而是一身健美的肌肉和身材，這是多年以來持續在健身房痛下苦工的結果。但另一方面，許多人卻看起來腦滿腸肥，因為天天坐在沙發吃炸薯條看電視成為沙發馬鈴薯。而這兩種生活形態的差異與疾病、長壽有非常密切的關係。

肌肉與脂肪的對決

肌肉和脂肪在顯微鏡下或者大體解剖時，看起來是互不相關的組織和細胞，但是在人體裡兩者的關係非常密切，此消彼長。備戰就是防戰，必須及早準備以防止生病和老化。如果身體是戰場，兩方敵對勢力在戰爭中就要征服對方：一方是壞人「內臟脂肪」，一旦皮下脂肪轉移進入內臟，它用的武器叫做「發炎現象」，有破壞性且專門找身體麻煩；另一方是好漢英雄「肌肉」，它藉由收縮和舒張日漸壯大，用的祕密武器是助長「微生物組」合作保護身體。也就是說，衣食住行的一切，能增加肌肉或微生物組就是好事，相反的則是要避免增加內臟脂肪，以防戰敗身亡。

我們上手臂的雙頭肌是主要舉重或攜帶東西非常重要的肌肉，大概占全身肌肉的5%。30歲以後，大約每10年我們身體會有5%的肌肉流失，到了50歲就等同失去兩個這麼多的手臂雙頭肌。年齡增長讓肌肉流失的起因，是脂肪位置的移動，多麼嚴重啊！

脂肪與肌肉的動態變化

嬰兒、小孩看起來總是胖嘟嘟，這是因為脂肪儲存在皮下組織，可以保護身體，隨著年齡的增長荷爾蒙產生變化，到了青春期後脂肪的位置開始移動，從皮下脂肪轉入內臟脂肪，和免疫細胞結合產生發炎現象，開始作怪對身體產生很多負面的影響。脂肪位移的背後主要推動力，是肌肉的減少和萎縮。從此身體也改變對食物和脂肪的相對關係，如果我們不肥胖，僅有5%的血糖所產生的卡路里會進入脂肪細胞，其餘的熱能則會儲存在肝臟或肌肉中。然而，如果體重過重或缺乏肌肉訓練，這個比例可能增加到20%，導致更多能量進入脂肪細胞，形成惡性循環。因此，透過訓練壯大肌肉成為防止營養熱能過多進入脂肪細胞、避免脂肪位移的重要步驟。

肌肉的重要性與營養需求

肌肉跟我們的健康關係非常密切，很少醫生會關心病人「你今天有沒有照顧自己的肌肉啊？」肌肉發達能控制高血壓，減少新陳代謝症候群病患，影響心臟血管疾病，降低32%糖尿病患者風險，增長癌病患者的存活率，並減少包括乳癌和攝護腺癌等癌症再發機率，老人失智症機率則減低43%，還可以使人感到驕傲自信，辦事效率增倍，倍覺快樂。以上都經由研究實驗證明。因此2019年專業心臟雜誌的編輯，才建議心臟科醫生應該提醒病人，以飲食和運動增長肌肉以預防心臟病。

　　肌肉營養的主要來源是蛋白質與胺基酸，因此三餐中的蛋白質含量需要達到足夠的標準，特別是來自動物或豆類的胺基酸。水果和蔬菜中也富含營養，尤其是大量的維他命C。此外，在第24章提到的「5B+2G」（5種蔬菜水果搭配2種芳香植物）、健康的橄欖油、種子類食品，以及鈉、鈣、鎂等礦物質，都能幫助防止肌肉萎縮，進而預防跌倒和骨折。統計紀錄顯示，50歲以上的成年人中發生臀骨骨折後的一年內，超過25%的人可能死亡。因此，補充營養對於肌肉健康和預防傷害至關重要。

肌肉讓您更年輕

　　肌肉有了養分也需要訓練，特別是有阻力的肌肉運動，包括舉重、重量訓練、蹲站、騎單車、賽跑、游泳、任何球類運動或瑜珈，都可以增進微生物組，減少脂肪的發炎風險。每次運動也不一定要像拚命三郎般大量流汗。研究報告指出，飯後散步的群體與坐在沙發上看電視的群體相比，前者能有效降低飯後血糖水平，進一步促進糖分在肌肉和肝臟中的儲存，從而減輕體重並預防糖尿病的發生。所以不要忽視飯後的散步。走到戶外去更可以接觸許多細菌、霉菌、病毒,量少我們的身體應該可以對付,而且能增強腸內細菌的平衡,用來對抗脂肪位移的嚴重性。認真努力讓肌肉發達、減少發福的人,看起來絕對年輕20歲。希望讀者能夠重視念茲在茲這一章陳述的重點。

蔡醫師的抗老筆記

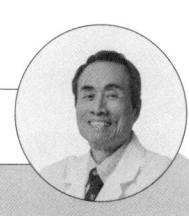

35歲以後肌肉開始流失,60歲以後更加速肌肉萎縮,容易失去平衡、跌倒骨折,科學調查發現骨折後在一年內25%以上的人會死亡。有阻力的肌肉運動而不用吃藥就能減緩流失。肥胖是脂肪累積的後果,尤其是肚腹的肥大絕對不行,梨形身材要比蘋果肚好多了!

22

睡眠

Better sleep, better you.

—My Dad

I'll sleep when I'm dead.

—My hard-working Mom

睡眠是生命當中非常重要的一個部分，因為生命的三分之一都是在睡覺。如果晚上睡得很好，第二天看起來就是精神煥發，看起來非常年輕。但是晚上睡得不好，第二天起來覺得很疲倦，人家看你就覺得又老又醜。統計上，大約有70%的人抱怨睡眠不夠，40%的人有時候會失眠，20%的人每晚都在失眠。

現代人的生活是24/7，整天、整夜、整周、整年都有壓力，而且Wi-Fi、YouTube、iPhone、iPad無孔不入的侵入生活。

那怎麼辦呢？沒問題，讀了這一章，一切將會改變。因為睡眠就是你的生命。好好睡覺，讓你看起來年輕有精神，心臟病、癌症、老人失智症、荷爾蒙的分泌失衡、體重過重、糖尿病、免疫疾病等等，統統都會被趕走。我認為想要長生不老健康又快樂的第一步，就是要睡得好、睡得夠、睡得飽。

休息是要走更長久的路

既然睡眠這麼重要，睡前吃一顆安眠藥不就解決問題了嗎？安眠藥有好處和壞處：好處是短期使用，例如突發性的事件讓你不能安眠，可以暫時中止失眠狀況；壞處是長期使用可能成癮，藥量逐漸加大也會改變你的正常睡眠習慣。社會上名人成癮、意外死亡的事件時有所聞，安眠藥不是解決睡眠的辦法。沒有一種睡眠解決的方法適合所有人，因為每個人的生活習慣、環境、基因、性別、年紀都不同。

為什麼我們需要睡覺呢？休息就是要走更長久的路，睡覺是要重整身體，讓我們身心得以休息。當我們睡覺的時候，身體組織的修補能力增強，既壯大我們的免疫系統，也能增強記憶力。失眠的話會影響到正常身體的功能，讓情緒激動，體能肌肉無法保持健康，注意力降低，甚至加速老化、造成死亡。從病人的紀錄上可以看到，有些因腦撞傷而睡眠中心遭到完全破壞的病人，因為永遠失眠無藥可救，大約一年後就會死亡。

我們常有一種錯誤的觀念，以為睡覺時人體就是全部都在休息。錯了，大腦和心臟是沒有休息的。心臟細胞一休息我們就死掉了。當我們在睡覺的時候，大腦正努力的工作著，把我們白天所見所聞的影像訊息儲存在大腦皮質層。870億的腦細胞在人睡覺的時候體積變小，讓腦淋巴液可以衝上腦內，把我們一整天腦部所產生的廢物洗掉。就像是在城市中、晚上的時候，把所有樓房體積都變小，使清道夫能夠快速、方便、容易的把所有城市街道廢棄物收集清洗掉。這是非常重要的科學發現，許多老人失智症或病變，都是因為遺留的廢物無法洗掉。現在，有科學家想開發新藥物或方法，希望能夠把腦細胞縮小，是治療老化非常重要的方向之一。

人體內的時鐘大師

身體內有一個非常重要的睡眠調節中心——日夜節奏（Circadian Rhythm），其核心位於腦下垂體旁邊的視交叉上核

（Suprachiasmatic Nucleus, SCN），被譽為我們的「生物時鐘大師」。這個中心能夠調節體溫、分泌如褪黑激素（Melatonin）和皮質醇（Cortisol）等荷爾蒙，同時對記憶和生活節奏進行調控，指導我們早睡早起的行為。即使在閉眼或無太陽的日子裡，這個內在時鐘仍能穩定運行，日復一日。

這個時鐘大師的功能源自人類遠古祖先。千萬年前，我們的祖先生活在洞穴中，日出而作、日落而息，將這種節奏深深刻入腦細胞的基因控制中心。因此，長期用白天的睡眠補償晚上的工作並非健康之道。白天，我們的神經系統由交感神經控制（快節奏模式），而夜晚則轉為副交感神經主導（慢節奏模式）。

年輕時我們都曾經熬夜臨時抱佛腳，為了考試、交報告或者開派對。年輕有本錢很快就恢復。現在WHO已經認定，夜班工作的人容易引發癌致病，因此需要獲得相應的保險補償。台灣知名政論家范疇晚上爬格子白天補睡，加上吸煙的習慣，六十多歲就心臟病發往生，令人惋惜他的才華。對於上了年紀的人來說，這樣熬夜是壞的榜樣，因為日夜顛倒。有人說那從台灣搬去紐約該怎麼辦呢？睡眠調節中心能夠適應環境的日夜變化而調整時差,重新定位日夜。

地球的運轉是由西轉東,因此太陽是從東方升起。從紐約飛往台灣需要18個小時,因為是逆風的關係,回程順風只有14個小時。會發生時差,是因為身體的時鐘跟外在沒有一致,晝夜顛倒使人疲倦睡不著覺,球隊在本地球場的比賽優勢也是如此。所以要前往目的地的前幾天,應該開始逐漸調節你的時區,在飛機上多喝水,少喝茶或咖啡,我一喝紅酒就想睡覺,所以喝杯紅酒睡一覺對我非常有幫助,到達目地後外出曬太陽、白天偷睡補點覺,這些都有助調整飛行時差的困擾。

住在北極或南極的人,他們的日夜長短差異幾乎到24小時的極端情況,2018年《睡眠雜誌》(*Journal of Sleep Research*)上有科學研究報告:這些地區居民的褪黑激素分泌和日夜節奏和其他人不同,精神方面非常敏感,主要是因為無法安眠,需要改變住屋環境來取得改善。

1960年,德國科學家尤爾根・阿斯霍夫(Jurgen Aschoff)將自己和同伴置於一個完全沒有陽光的地底洞穴中,持續數個月進行實驗。他們每日測量體溫、心跳、新陳代謝,並在出洞後進行血液檢查。阿斯霍夫發現,參與者的睡眠調節中心發生了改變,一天的生理節奏從24小時縮短為22小時。

1989年,美國進行了類似的實驗,結果與阿斯霍夫的研究相似。隨著年齡的增長,睡眠調節中心也會發生一定程度的改變,例如糖尿病或攝護腺問題患者,抗利尿荷爾蒙的分泌會減少,導致夜尿頻繁。因此,我建議在晚上八點以後減少飲水,以減輕這些影響。

四個睡眠階段的特徵

多年來科學家對睡覺的研究已經找出了一個結論。睡覺的巡迴一般有四期,每次循環大概一個半小時。

第一階段(入睡期)

在這一階段,呼吸、心跳和體溫開始下降,肌肉逐漸放鬆。雖然進入淺層睡眠,但此時如果手中握有湯匙,仍不會掉下來,說明肌肉仍有一定的張力。

第二階段(輕度睡眠期)

腦波活動減緩,呼吸、心跳和體溫進一步降低。此階段是記憶鞏固的重要時期，腦部逐步處理當天的資訊。手中湯匙掉下來了，肌肉完全鬆弛。

第三階段（深度睡眠期）

在這一階段，腦波出現Delta波，大腦開始進行解毒和修復工作。腦淋巴系統清除廢物，同時完成DNA的修復和次日能量的儲存。這是身體恢復和再生的重要階段。

第四階段（快速眼動期）

快速眼動期（Rapid eye movement, REM）眼球快速左右移動，Delta波占據腦波活動的主要部分，肌肉進入完全麻痺狀態。夢境主要在此階段形成，大腦皮質作為夢境的生成中心，將情緒和日間記憶轉化並儲存到大腦皮層。此時，感覺和運動中心都非常活躍，並快速分泌多種化學物質，導致眼球肌肉的快速左右運動。如果在此時喚醒人，他們通常能清晰地回憶夢境的細節。據說披頭四的成名曲之一《昨天》，就是在保羅‧麥卡特尼夢醒之際創作的靈感來源。然而，上世紀的心理學家和夢境分析家如弗洛伊德，雖以解夢聞名，但用今日的科學來看，他的理論缺乏實證支持。

創造完美睡眠

美國睡眠基金會認為一個晚上至少要睡七個小時才適當，那麼在這七個小時中大概可以有四次到五次的睡眠循環。作夢時最好不要叫醒人，因為此刻全身肌肉麻痺，一旦被叫醒手腳都不能動，會非常的驚慌。

身為醫師在外科領域裡打滾了五十年，經常以不睡覺感覺驕傲。退休以後固定每天睡足七個小時，發現給我更多的精力，像運動、飲食、睡眠，都是奇妙的藥物，改變了我的新陳代謝，使心臟、腦力和心情都更有餘裕，能夠用心寫完這一本書。

《進化論》說睡眠是不可討價還價的，所以我不再抗拒而是要擁抱它，也期待讀者睡好睡飽睡滿。我建議如果想找最新的睡眠研究資料，不要只會找Google，可以直接閱讀美國睡眠感協會的網站（http://aasm.org），它提供了專業性的資料。最後，請牢記健康完美的睡眠需要四大支柱：長時間（至少七小時）、高品質（不干擾睡期）、持續性（不半夜起床）、規律性（不日夜顛倒）。

蔡醫師的抗老筆記

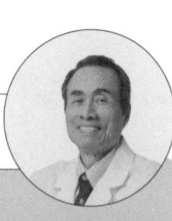

每天晚上一定要睡足至少 7 小時以上，不能經常晚上熬夜白天補眠。除了心臟和腦神經在睡覺的時候還是照常工作外，其他都緩慢下來，作夢是在睡覺中整理情緒、記憶、創造力，主要發生在「海馬迴」區域。因此作夢不代表沒有在睡覺休息。

23

營養

Both Nature and Nurture are critical of Evolution.
—Charles Darwin's Theory

1968年美國心臟醫學會宣布,雞蛋、特別是蛋黃含有高濃度的膽固醇,因此建議少吃雞蛋、尤其是蛋黃,以降低心臟病的發生。經過了幾乎五十年的研究發展,2015年美國政府終於承認宣布,食物膽固醇不是血管疾病的原因。實際上,大部分膽固醇是身體本身製造出來的,食物中的飽和脂肪才是真正的害群之馬,它會提高脂蛋白水平,並促進壞脂肪——LDL的生成。然而,令人不解的是,為什麼食品商標上仍然標示膽固醇的含量?可見我們必須提高自己對營養知識的認知。

醣類

動物需要飲食和營養來成長並延續生命,這些主要來源是醣澱粉、蛋白質和脂肪。醣類是人體能量最主要的來源,一克醣可以產生38個ATP能源,而蛋白質和脂肪因有其他功能只能產生4個ATP。澱粉進入我們的食道胃腸消化後就變成醣,馬上供給大腦和全身的需要,如果過量就由胰島素改成糖原,儲藏在肝臟、肌肉或者脂肪細胞中,以備空腹時使用。但經常食用大量米麵類食物,會促使胰島素疲於分泌,久而久之出現失調現象,造成第二型糖尿病及心臟、腎臟病變,老化也會接踵而來,就如洗腎患者絕大多數是糖尿病的後遺症。醣類沒有好壞祇有多寡之分,定期檢查空腹血糖,保持在<100mg/dl左右和HbA1c 5.1%的數值。是非常必要的。

2019年的研究報告明確顯示,持續的高血糖與死亡率直接相關,因此使用持續血糖監測儀(Continuous Glucose Monitor, CGM)成為必要。將CGM佩戴於手臂上,可以即時檢測血糖的變化,幫助患者判斷何時需要注射胰島素。對於非糖尿病患者但有家族病史或正常人而言,CGM同樣能提供有價值的資訊,幫助識別哪些食物會導致血糖飆升,從而避免特定食品的攝取。許多糖尿病患者通過使用CGM成功地控制血糖長達二十年,效果顯著。我的一位同事曾以正常人身分試用CGM一個月,從中發現哪些零食需要避免,以及如何在餐飲美食中適可而止,為健康管理提供了明確的指導。

蛋白質

食物中的蛋白質必須經過消化分解為胺基酸後,才能被人體吸收和利用。與澱粉和脂肪不同,蛋白質的主要功能並非作為能源供給,而是為人體提供結構和功能上的支持。如果將人體比作一座大廈,蛋白質就是構建這座大廈的磚塊。胺基酸不僅用於構建身體主要器官的結構蛋白(如肌肉、內臟、骨骼等),還在體內發揮重要作用,例如啟動和關閉化學反應與代謝功能的開關,支持荷爾蒙和酵素的分泌,增強免疫系統功能。此外,胺基酸還充當細胞養分的傳送工具,特別是對脂肪的傳輸具有關鍵作用,是利用脂蛋白來接送,這在前面談三高時已有說明。

人體重要的胺基酸有22種,14種可以在體內自行合成,但是有8種胺基酸不能自行合成,必須經由食物來補充,這8種胺基酸稱為必需胺基酸。素食者以非動物的蛋白質養分為主，植物蛋白質必需經過煮熟才能離開纖維，且其中3種主胺基酸含量超低。因此素食者必須煮熟植物並補充蛋白質、鐵劑和B12。蛋白質每天每人需要量依體重有所不同，每公斤至少要有1到3公克，年紀大了更需要蛋白質補充肌肉流失，不要擔心過量，它會由腎臟排出，最好是在三餐中平均攝取含有蛋白質的食物。

脂肪

脂肪占營養中很重要的地位，具有多方面的功能，不但能提供能源氧化燃燒，也能提供身體的支架，像蛋白酵素、男女性荷爾蒙，尤其細胞膜是脂肪的主要構造。脂肪更是飲食中好吃料理、美味佳餚的來源，可惜它有好有壞，需要提防。

脂肪的消化需要膽汁和胰臟酵素。經過分解後形成脂肪酸，才能被小腸吸收並送入淋巴循環。脂肪可分為三類：1. 飽和脂肪（主要來自動物來源）；2. 單一未飽和脂肪；3. 多數未飽和脂肪（後兩者主要來自植物來源）。飽和脂肪的特點是碳鍵上被氫原子完全占滿，因此在室溫下通常呈固體狀態，穩定性較高。未飽和脂肪則可以進一步細分為Omega-6和Omega-3。其中，Omega-3脂肪酸（主要來源於海產、魚油、橄欖油等）相比豆類油更有益於維護大腦和心臟健康。因此，建議將未飽和脂肪的比例提高，並讓其在飲食油類中占到60%以上，以促進全身健康。

三酸甘油酯可以儲存在脂肪細胞內，以備不時之需，但如果在血液中過高有害心臟健康。磷脂加上膽固醇是細胞膜和膽汁的主要成分，許多脂性維他命A、D、E、K的吸收更依靠著它。至於脂蛋白的功能是運輸脂肪，尤其眾所周知的LDL，能滲透入血管內膜造成發炎現象，破壞血管成疤或斑（plague）。即使有高度的HDL也不能保護血管阻塞。因此絕對要降低LDL的血液濃度，越低越好，非常重要。Statin類藥物（如Lipitor、Zocor、Crestor）是控制LDL數值的常見藥物，藥費昂貴，Repatha（PCSK9抑制劑）則是一種更昂貴的針劑，二到三星期就要打一針，但是能非常有效地避免血管硬化，保護心臟，延長壽命。我的弟弟是美國膽固醇專家，他有許多百歲病人都是靠此針劑健康快樂的活著。

折衷斷食

　　齋戒或斷食有益身心健康嗎？這是無庸置疑的。當我們餓肚子的時候，許多好的事情都發生了：胰島素分泌下降，肝臟開始把糖原轉成糖分以供身體使用。兩三天以後就產生「飢餓的醣酮症」，讓脂肪堆積的養分開始解放、開始減肥，而百歲人瑞需要的FOXO（Forkhead Box O）基因中的FOXO3A（family gene repair protein factors）也動了起來。

　　研究認為肥胖的人比較適合隔日禁食或長久禁食，一般人則會因此減少肌肉的容積。胰臟的重量是91.8克，而肝臟是1500克。禁食可以讓小的器官休息，讓大的器官做功課，也能減少糖尿病和可怕的胰臟癌的風險。現在有大量的文獻各自支持和反對禁食理論，我認為折衷是最好的選項，如16/8（16小時禁食），或是12/12（晚上八時禁食至早上八時早餐）：就是晚上八時前用完晚餐，十一時入眠睡足七小時，早上六時起床空腹運動到八時，也能夠達到所謂天天禁食的效果。

蔡醫師的抗老筆記

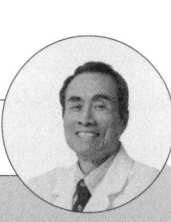

人體利用食物中所含之營養成分,進行新陳代謝、調節生理機能及生長發育過程。營養成分包括醣類、脂質、蛋白質、維他命、礦物質及其他微量元素。因此為了健康長壽,營養的平衡補充與充分是必需的。

24

食物

Tell me what you eat, and I will tell you who you are.
—Jean Anthelme Brilliant-Savarin

俗語說「民以食為天」,人體的能源養分大部分來自飲食,因為人和植物不同,沒有葉綠素不能進行光合作用。大約25萬年前,人類的祖先開始使用石頭捕殺動物。工具的改進開發,需要用腦力去思考調整,進而鑽木取火,煮熟需要的食物。烹調不但可以保存食物,也可以殺菌、添加飲食的味道,營火更促進群聚效應形成社會。考古學家證明了在此時期人類大腦比重大增,因為煮熟食物的養分,比較能滿足大腦運作的需求,在此同時也直立站起來、不再爬行上樹了,人類開始有別於其他動物。

來自食物的滋養力量

食物營養的本質是營養的化學變化,它包括碳、氮、氧、磷、氫、氯等離子與水分,與我們細胞中的基因共同參與分子交流與新陳代謝的過程。每個人的熱量消耗與口感需求各不相同,對食物的愛好程度也可以透過訓練而調整。食物的主要目的是為大腦、肌肉和器官提供必要的補給,促進蛋白質的合成、增強肌肉、減少脂肪,以降低慢性疾病的風險並提升免疫力。

因此,無需過度糾結於某些特定的飲食方式,例如生酮飲食、素食、絕食或地中海飲食料理。雖然它們都有科學研究的支持,但各自的適用性與效果因人而異。值得注意的是,在 Amazon 上有多達四萬本與飲食相關的書籍,這可能會讓人感到無從選擇。然而,本書並非旨在推薦或深入探討某一種飲食方式,而是希望幫助讀者找到適合自己的健康飲食習慣。

尋找適合自己的飲食習慣

話說回來,受過現代訓練的醫師很少重視食物療法,認為是旁門左道。在七年的醫學教育中，很少修習食品的學分，更妄說以食療治病。五十年來我沉浸在外科手術領域的急診前線，快刀斬亂麻決戰癌症、修復器官以救命，完全沒把食物和疾病畫等號。退休後才驚嘆，這些食物治療的文獻豐富、成效顯著，學問深似海。許多癌症、腦病變、心臟病、糖尿病等，都可以用食物治療來避免，譬如生酮飲食和地中海飲食。

基本上生酮飲食是完全限制醣類、多攝取非飽和脂肪酸食物，使肝和脂肪變成酮體，以供應大腦需要，研究證實對於老人失智症非常有幫助。地中海飲食則以橄欖油和豆油為主，加上魚類食品中的Omega3，可減少30%的心臟和腦充血的死亡率。食品科學的研究多以問卷調查為主，這些研究方法往往缺乏嚴謹性，且原則相對寬鬆。2013年有一項為期6年的研究，對7500名受試者進行觀察，將他們分為兩組：一組食用低脂飲食，另一組採用地中海飲食並搭配橄欖油。結果顯示，地中海飲食組的心血管疾病發生率顯著降低。由於結果差異過於明顯，研究在進行四年半後便提前終止，否則繼續讓低脂飲食組暴露於高風險下被認為是不道德的行為。

儘管飲食療法的可信度高，但並不適合每個人一成不變地遵從。食物與藥物不同，個人的口味喜好、飲食量和代謝特性各異，效果也無法立即顯現。要達到理想的健康效果，飲食習慣的調整需要因人而異，並且必須長期堅持才能見效。

食用紅肉與大腸癌的發生率相關，風險增加了17%。乍看之下似乎令人擔憂，但與吸菸增加肺癌10到25倍的風險相比，兩者的危險程度不可同日而語。此外，許多假訊息被用於廣告或商業目的，讓人對飲食選擇感到困惑。是否應該盡信研究報告？或者如古語所說：「盡信書不如無書」？

我認為中庸之道是更可取的選擇。就像穿衣帶帽，應根據自身需求選擇適合的方式，但不要過於極端。原則上注重量少質高，少吃油炸零食，不喝含糖飲料、可可飲品，甚至果汁飲料等加工製品，並遠離「包肥通吃」（buffet）餐館的飲食方式，才是維持健康的關鍵。

把握進食的節奏

哥倫比亞大學的一位食物節奏專家（Food Rhythm Specialist）利用手機進行研究，報告指出每天僅吃三餐的人約占

60%，而更多的人則在三餐之外攝取零食。10%的人能在10至12小時內完成進食，而絕大多數人花費13到16小時長時間、不間斷的進食，這對健康產生了不良影響。建議採用「時間限制進食」（Time-Restricted Feeding, TRF）的方式，即在10小時內完成一天的飲食計畫。

我的習慣是晚上8點後不再進食，直到第二天早上8點，形成12小時的禁食窗口。此外，早上6點至8點進行兩小時的空腹運動，對減重效果顯著。禁食期間引起了一系列細胞代謝反應，包括胰島素水平下降，肝臟利用脂肪生成酮體，替代醣類供應大腦營養，不僅幫助減肥，還能降低哺乳動物雷帕黴素靶點（Mammalian Target of Rapamycin, mTOR）的活性，使細胞保持年輕化。

此外，禁食還能增強前文提到的FOXO3A修復基因的能力，促進細胞的持續循環代謝功能，朝著百歲人瑞的健康目標邁進。

最後，有七樣每日必需的食物，是我自己不但天天食用，也要強力推薦的，也就是5B+2G：Blueberry藍莓、Bean豆類、

Beet甜菜、Broccoli花椰菜、Barley大麥、加上Garlic蒜頭和Ginger生薑。持盈保泰一切都靠它。

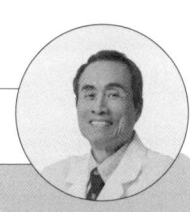

> **蔡醫師的抗老筆記**
>
> 國民健康署於2018年公布「我的餐盤」,將每日應攝取的六大類食物納入,並設計六句簡易口訣:「每天早晚一杯奶,每餐水果拳頭大,菜比水果多一點,飯跟蔬菜一樣多,豆魚蛋肉一掌心,堅果種子一茶匙」。

25

營養補充品和維他命

Man prefers to believe what he prefers to be true.
　　　　　　　　　　　　　　　—Francis Bacon

　　50年前在台灣，咖啡是非常高尚的飲料，只有藥商請客才可以喝到。可是來美國第一天，早上六點半我們的總住院醫師要開始查房前，如果沒有一杯咖啡就不往病房走。從此以後數十年來我養成習慣，上開刀房前一定要護士遞上一杯濃濃的熱咖啡，才能專心手術，只因為咖啡可以提神，但從沒想到咖啡還有許多另外的功能。哈佛大學在2015年的報告指出，每天飲用一至四杯無咖啡因的咖啡可以降低死亡率。2千年前，中國人已經開始喝茶追求長壽。最近，新加坡的一項研究報告指出，喝茶，特別是綠茶，可以降低老年人失智症的發生風險。

營養補充與長壽

目前最流行的營養補充品,包括魚油、多種維他命、鈣和鎂等礦物質、益生菌以及漢方補品,這些產品據稱能夠降低或中和身體在化學新陳代謝過程中產生的氧化廢物和自由基。然而,根據動物實驗的研究發現,這些補充品或許可以改善氧化壓力和自由基的影響,但無法真正延長壽命。因此,除非你被診斷為維他命缺乏,實際上並沒有必要服用這些補充品。

當然,每天服用一兩顆維他命膠囊非常方便,也比出門跑步流汗輕鬆得多。讀到這裡,您已經成為自己健康的主人和醫師,接下來的選擇由您決定。我只能提供資訊供讀者參考:

維他命A

有助於維持在暗處的視覺,增進皮膚與黏膜的健康,幫助牙齒和骨骼的發育與生長、強健髮絲、養顏美容,維持呼吸及消化道健康(每日建議攝取量為700毫克)。

維他命B

維他命B1有助於促進食慾,維持皮膚、心臟及神經系統的正常功能,也是治療腳氣病的必要元素(每日建議攝取量為

1.2毫克）。維他命B2因其黃色特性而被稱為「黃色藥」，有助於維持能量的新陳代謝，並促進心臟和血管的循環功能（每日建議攝取量為1.3毫克）。維他命B3是NAD+（輔酶的一種）的來源，可逆轉老鼠的認知功能退化，強化腦神經和肌肉功能，並有助於線粒體的活化（每日建議攝取量為50毫克）。維他命B5、B6和B7對細胞生長、蛋白質和碳水化合物的運送，以及維持皮膚健康具有重要作用。維他命B12則能促進血紅素的生成及神經纖維末梢的健康發展。由於人體無法自行製造維他命B12，素食者特別需要補充。隨著年齡增長，胃內的內在因子分泌減少，導致B12的吸收能力下降。當口服補充劑無法有效吸收時，需採用注射方式。

我退休後經常出現起身後目眩頭昏的情況。儘管所有血液檢查結果均顯示正常，但要求檢測B12數值後，發現低於正常值。因此我每月注射1毫升B12，六個月後症狀完全消失。

維他命C

又稱抗壞血酸（Ascorbic acid），是否能治療感冒目前尚無確定答案。發現維他命C的醫生阿爾伯特・聖捷爾吉（Albert Szent-Györgyi），因這項研究在1937年榮獲諾貝爾醫學獎。維他命C結構簡單，為白色酸性結晶，廣泛存在於多種蔬果中，是維持人體正常運作不可或缺的營養素之一。它具備抗氧化能力，不僅能促進身體的新陳代謝，還可降低罹患心血管疾病與癌症的風險。此外，維他命C是膠原蛋白的主要成分，對於傷口癒合也有顯著助益。每日建議攝取量為90毫克。

維他命D

能增進鈣和磷的吸收，預防骨質疏鬆和骨折。統計數據顯示，股骨頸骨折手術的病人在1年內有五分之一的死亡率。維他命D有助於骨骼和牙齒的生長發育，並促進骨鈣的釋放以維持血鈣平衡（35 ng/ml）。它可用於治療或預防軟骨症和佝僂病。維他命D的80%來源於陽光照射，20%則來自於食物中的營養。然而，沙烏地阿拉伯地區的人普遍缺乏維他命D，因為當地氣候炎熱，人們大多躲在室內避免陽光直射。害怕曬太陽導致皮膚變黑的女性朋友應考慮補充維他命D，每天曬太陽兩到三個小時已經足夠，但過度曬太陽可能增加罹患皮膚癌的風險。建議每天攝取1,000 IU的維他命D補充劑以維持健康。

維生素 E

是一種對視力、生殖以及血液、大腦和皮膚極為重要的營養素，還具有抗氧化功能。抗氧化是能夠保護細胞免受自由基傷害的物質，而自由基是當身體分解食物或菸草輻射下產生的分子，會導致心臟病、癌症及老化。

微量元素

包括鐵劑用於治療貧血，鈣劑和維他命 D 協同作用於副甲狀腺功能，共同促進骨骼健康的形成與維持。除了促進骨骼強健之外，這些也是細胞膜結構和細胞內養分傳遞的重要元素。鎂、鋅、銅、鈷、鉻、硒等元素雖然需求少量，但是細胞生活的必需元素。

魚油和 Omega-3 脂肪酸

1997 年研究顯示愛斯基摩人的膽固醇非常低，且可能和吃魚有關，這些營養可以保護心臟和促進腦細胞年輕化。除了魚以外，我們的食物很少有這些成分。最近哈佛大學報告指出，吃魚油和魚油製成品的效果完全不同，由於溫度和氧氣的接觸使製成品失去效果，建議大家每週多吃魚，少吃魚油製成品。

中藥

補藥的療效很少經過動物或人體的科學實驗。美國FDA認為是食品而不是藥品，因此沒有嚴格把關。我是外行人無法置評。

別把自己當老鼠

食品維他命補劑的管制不像藥品，因為它們通常沒有嚴重的副作用，且製藥公司對於這類產品的資金投入有限，難以進行完整的科學研究和人體試驗。因此，這些產品大多依靠經驗法則，甚至僅限於動物實驗，缺乏人體三階段試驗的科學驗證。多年前的一場記者會上，有人問食品局長：「您有服用過添加物或補品嗎？」「沒有。」他回答。「為什麼？」「因為我不是老鼠。」

蔡醫師的抗老筆記

為了食品著色、調味、防腐、漂白、乳化、增加香味、安定品質、促進發酵、增加稠度、強化營養、防止氧化或其他必要目的，可以增長食品保存期限或增加風味。故買者一定要注意標籤成分。維他命屬微量營養素，對細胞的生長及健康十分重要，有助調節體內的新陳代謝。

26

腸胃健康與和諧

A Journey of a thousand miles begins with a single step.
　　　　　　　　　　　　　　　　　　—Lao Tsu

人體的細胞總數大約有37.2兆。過去認為，細菌的數量約為人體細胞的十分之一，但最近的研究顯示，細菌的數量與人體細胞數量幾乎相等，甚至可能更多，約為40兆。相比之下，人體內的黴菌數量非常少，主要分布在皮膚、口腔和大腸等部位。

然而，黴菌在人體健康中舉足輕重，因為它可以消滅壞細菌。當人類旅行或遷移，腸胃黴菌能在24小時內自行調整下來，但腸道細菌則需要一至兩週才能恢復平衡。最近幾十年來，研究腸胃的細菌科學成為醫學顯學。半世紀以來人類壽命的延長，應該和能成功消滅入侵人體的壞細菌脫不了關係。

黴菌的力量

早在1861年，法國科學家路易・巴斯德就證明了細菌是引發炎症的原因，並提出了細菌理論，因為無法醫治就沒有引起世人重視，直到1928年，亞歷山大・弗萊明意外的在培養皿發現細菌受到黴菌的阻礙而停止生長，因為黴菌產生一種名為盤尼西林的抗生素，可以消滅細菌。1987年，科學家更在黴菌中發現洛伐他汀（Lovastatin），是種可以降低脂肪的藥物，至今仍是轟動武林的特效藥。

腸道內的益生黴菌還能撲殺壞黴菌，例如危險的白色念珠菌（Candida），同時幫助維持腸道細菌的平衡，對人體健康有著重大影響。不僅如此，它能夠分化溶解掉落地上的樹葉樹枝，也幫助麵包、酪乳製品和酒類產品的發酵作用，如果沒有黴菌，這個世界將不可想像。希望將來能在它們身上找到抗癌的成分和機會。

腸道微生物與健康

益生菌、益生元和益生代謝物（Postbiotic）是與腸道健康相關的益生菌，並且與腦和腸道之間的聯繫密切：

1. **益生菌**是指有益於腸道健康的活性微生物，例如乳酸菌和腸球菌等。這些益生菌可以在腸道中生存並對宿主有益。它們可以幫助平衡腸道菌群，增加有益菌的數量，抑制有害菌的生長，並提供其他健康益處。

2. **益生元**是指不能被宿主消化吸收，但可以被益生菌利用的食物成分，主要是纖維。它們可以促進益生菌的生長和活性，有助於維持腸道菌群的平衡。常見的益生元包括食物中的纖維素、果寡糖和菊粉等。

3. **益生代謝物**是指由益生菌代謝產生的化合物或分子。這些代謝物可以對腸道健康產生益處，例如抗炎作用、增強腸道屏障功能和調節免疫系統等。常見的益生代謝物包括短鏈脂肪酸、抗菌肽和乳酸等。

益生菌與腸腦軸的雙向聯繫

上一個世紀在做醫學生的時代，我學到的知識是腸胃細菌可以幫助我們消化。從來沒有想到腸胃和腦的關係竟是這麼密切，在腸胃的細菌能夠分泌神經傳導化學物，經由第10對腦神經迷走神經傳回去大腦。腦和腸道之間有一條稱為腸腦軸（Gut–brain axis）的聯繫，腸腦軸是指腸道和大腦之間的雙向溝通路徑。腸道中的菌群和腸道功能，可以影響大腦的功能和情緒。因此腸道菌群的失衡可能與一些神經系統疾病（如憂鬱症和焦慮症）以及認知功能障礙（如阿茲海默症和帕金森氏症）有關。益生菌、益生元和益生代謝物都有益於腸道健康，並且與腦和腸道之間的關係密切。透過調節腸道菌群和腸腦軸的功能，可能對腦健康產生積極影響。

不能忽視的腸道問題

一般外科醫師最擅長的，就是每天進行腹部手術治療，打開腹腔檢查大腸和小腸。通常情況下，小腸內不應該有食物殘留，尤其不應該有細菌，因為小腸具有快速且高效的水份進出流動性，又能迅速將內容物排到大腸。正因如此，小腸阻塞相比大腸阻塞更為危險，也是外科醫師必須在24小時內進行急診手術解除小腸阻塞的原因。若小腸阻塞得不到及時處理，小腸會快速膨脹，導致破裂，結果不可收拾。而大腸阻塞則不是急症。

至於其他內科常見的症狀：慢性腹痛、便祕、拉肚子甚至不舒服、容易疲倦、失眠、肚脹、上吐下瀉，都跟細菌和黴菌侵入小腸或者數量大增有絕對的關係。最新的醫學報告，甚至認為糖尿病、肥胖症、老人失智症、慢性發炎，甚至癌症、憂鬱症、精神病，都和腸胃道細菌息息相關。前面所說的益生菌、益生元，就能夠發生補強作用，也因此相關產品充斥市面如雨後春筍。

益生菌怎麼吃

上了年紀服用這些產品是一種自我救贖，那又該如何選擇呢？至少要含兩種細菌、一個黴菌以上，且來自可信賴品牌的產品，並查看產品標籤資訊，以確保含有您需要的益生菌菌株，選擇符合需求的益生菌種類。不同的菌株對健康有不同的益處，也要注意產品的活性和含量，並考慮額外添加其他成分的產品,例如益生元或如胰臟酵素等他營養素,可以提高益生菌的效果。

市面上的益生菌通常僅包含5至6種特定的細菌。然而,大便移植技術(健康個體的糞便微生物轉移到患者腸道內的醫療技術)則涵蓋了腸道中的多種細菌,具有更全面的菌群組合。不僅在動物實驗中,大便移植已被證明能使老鼠顯現年輕化的狀態,同時在人類研究中也展現了可能治療多種精神障礙和疾病的潛力。

飲食療法與創新腸道治療技術

如果讀者不怕麻煩,能以飲食療法為主,那麼前述的益生菌補充品都可以丟到窗外。馬哈茂德‧加努姆(Mahmoud Ghannoum)博士是美國凱斯西儲大學的內科細菌營養主任,他提出了以一週或三週為期的食物療法,稱為黴菌群飲食(Mycobiome Diet),讀者可上網下載依樣畫葫蘆。

此外,每五年美國農業部和衛福部共同發表的最新飲食指南,也都可以在網路上找到下載。在日常飲食方面,建議選擇如磨菇、香菇、靈芝、黑色巧克力、綠茶、蒜頭、生薑、人參雞湯、醋，以及特別是優質橄欖油和蜂蜜汁等，每天適量攝取，能夠調節腸胃的平衡與和諧。

蔡醫師的抗老筆記

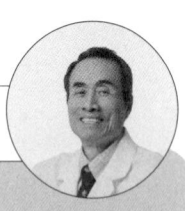

人類細胞大約 37.2 兆但是細菌的數目比它更多約有 40 兆。我們的大便 50% 以上都是細菌。因此體內 100 多種細菌的平衡，跟我們身體的健康有非常密切的關係。抗生素不可濫用會殺害有用的體內細菌。利用處理過的年輕人大便膠囊口服治療是新進的方法，用以調控腸內細菌，平衡身心健康。

27

器官移植

Man cannot remake himself without suffering, for he is both the marble and the sculptor.

—Alexis Carrel

　　1970年代中期,剛到美國不久時,我曾參觀過一次古董汽車展覽,印象深刻。一百年前,從1896年福特汽車的手工製作,到1903年的 Model A-T 採用線上生產以降低成本,汽車工業發展迅速。一些舊車直到今天仍未報廢,原因在於輪胎、引擎、座椅、水箱、擋風玻璃和車燈都已更換為全新的零件。那時,我剛開始接受外科醫師的訓練,心中萌生一個異想天開的念頭:如果能以外科手術進行器官移植,進行人體的「除舊佈新」,那不就等於實現長生不老了嗎?

器官移植是醫學史上的革命大事，上世紀中葉開始時篳路藍縷，移植器官因排斥導致病人死亡，由於免疫力挺身盲目攻擊移植進來的器官，導致非家庭成員的移植都在一年內宣告失敗。直到抗排斥藥物的開發，才終於讓移植手術安全上壘。

器官移植的技術突破

我的外科入門訓練是在維吉尼亞州立醫學院（Medical College of Virginia, MCV），當時追隨在外科的羅納德・麥克唐納（Ronald McDonald）醫師左右亦步亦趨，是我的指導教授也是恩師。他是大衛・休姆（David Hume）醫師的子弟兵。1954年，大衛・休姆醫師與約瑟夫・默里（Joseph Murray）醫師在哈佛大學完成了世界上第一次成功的腎臟移植手術，對象是一對雙胞胎兄弟。手術以後，捐腎者活了15年，接受腎臟者則多活了9年，證實腎臟移植是治療腎衰竭的唯一長久方法。

後來，大衛・休姆醫師決定將美國的器官移植重鎮南遷至維吉尼亞州立醫學院。然而，他不幸在一次飛行事故中身亡，這成為外科界的一大遺憾。他也因此未能與約瑟夫・默里醫師分享1990年因首次腎臟移植手術成功而獲得的諾貝爾醫學獎榮耀。我生不逢時，外科啟蒙只能由他的子弟兵來指導。我記得整個外科部門的牆上貼滿了大衛・休姆醫師的全身照片，他高大英俊，帶著自信、自傲與自滿，展示了他輝煌的成就，給我留下了深刻的印象。

說來世界很小，全球首例心臟移植手術於1967年底由南非的克里斯蒂安・巴納德（Christian Bernard）醫師團隊完成，但患者因肺炎於術後第十八天去世。巴納德醫師曾經在維吉尼亞醫學院的大衛・休姆醫師失事身亡前，於其手下實習器官移植手術。

然而，加州史丹佛醫院（Stanford Hospital）的心臟外科主任諾曼・舒姆韋（Norman Shumway）醫師的學生及愛將2020年去世的格瑞普（Griepp）醫師曾提到，在他學生時期，史丹佛醫院早南非三個月就已完成了人類心臟移植手術，並有醫院病歷為證。但為什麼沒有發表報告或登上新聞，原因至今不詳。此外，1961年在史丹佛醫院完成首例非雙胞胎腎臟移植的外科醫師薩繆爾・孔茲（Samuel Kountz），也是美國首位黑人外科醫師及外科部主任，卻在一次非洲行醫時感染疾病，不幸返美後去世（在那個年代，黑人不僅成為外科醫師極為罕見，連申請醫學院都幾乎是不可能的事）。

後來，從東岸移居到紐約州立布魯克林大學（State University of New York Downstate, SUNY Downstate）的心臟外科主任格瑞普醫師，因孔茲醫師去世升任為外科部主任。我當時也在布魯克林醫院（Brooklyn Hospital）完成外科訓練。每週六早晨，布魯克林地區超過五十位外科住院醫師都需參加晨會課程。在格瑞普醫師的教導下，我曾聽聞他提到諾曼・舒姆韋醫師才是真正完成首例心臟移植手術的心臟外科醫師。

換肝手術最早於1963年由湯瑪斯・史塔爾茲（Thomas Starzl）醫師領導的團隊開創，但最初的五位病患全軍覆沒。他後來轉往匹茲堡大學（University of Pittsburgh），並結合新藥的研發，成功解決了排斥反應的問題，使患者存活下來。他的名聲遠播，許多病人從世界各地慕名而來接受治療。我記得多年前參加過一次換肝手術的發表會，當時哥倫比亞大學分享了數百例肝臟移植的經驗。而在會議總結時，史塔爾茲醫師報告了他的團隊成功完成上千例換肝手術的成果，令全場與會者肅然起敬、低頭默然。

藥物革命

即使外科技術已達到完美境界，所有器官移植手術（包括骨髓移植）仍需供體與受體的匹配才能成功，這是眾所周知的事實。有「移植之父」之稱的英國動物學家及病理學家彼得・梅達瓦（Peter Medawar）醫師，透過老鼠胚胎的實驗證明，排斥反應並非天生，而是後天的免疫作用，因此可以加以調節。他因此榮獲1960年的諾貝爾醫學獎。

基於此理論，科學家開發出利用治療癌症的藥物來控制免疫系統的方法。將硫唑嘌呤（Azathioprine）與氫化可的松（Hydrocortisone）結合使用，可以將器官移植後的一年存活率提升至60%。1983年，新藥環孢素（cyclosporine）的出現，避免了完全摧毀免疫細胞，而是選擇性地抑制T細胞的免疫功能，將器官存活率進一步提升至80%。

生於印度（現今的巴基斯坦）的蘇倫・塞赫加爾（Suren Sehgal）醫師在英國完成博士後研究後移居加拿大，擔任艾爾斯特大藥廠（Ayerst Laboratories）細菌團隊的主管。在復活節島上（Rapa Nui）的泥土中，他發現了一種具有抗黴菌效果的抗生素，命名為雷帕黴素（Rapamycin）。更進一步發現這種物質具有抑制T細胞免疫功能的特性。然而，他的老闆對此並不感興趣，叫他銷毀這種細菌，但他將一小部分細菌藏在家中地下室的冰箱裡。

直到20年後，新的老闆重視了他的發現，他才將這種細菌重新取出。經過改良後，這種藥物被重新命名為西羅莫司（Sirolimus），不僅可以抑制細胞蛋白質雷帕黴素靶點（Target of Rapamycin, mTOR），還具有抗癌和抗老化的功能，並因此大獲成功，成為現今器官移植患者的重要保命藥物。2003年，塞赫加爾醫師因晚期大腸癌轉移至肝臟不幸去世，但在臨終前仍然持續關注並追蹤藥物的學術文獻發表。他的發現為成千上萬的器官移植患者帶來了福音，恩澤後世。

移植帶來生命的希望

2010年，中國異議人士、諾貝爾和平獎得獎人劉曉波在獄中罹患肝癌，我曾經透過曹常青先生連繫，並在紐澤西州的羅格斯醫科大學為他安排換肝手術，治療一切免費。可惜中國不允許，也許是發現太晚終於功敗垂成。我的好友、紐約大銀行家十多年前肝癌切除成功，紐約地鐵都可以看到他肝癌手術成功的廣告。兩年前復發時，哥倫比亞大學的外科醫師不願再開刀，藉口他的年紀太大會血流不止，希望他做化療、電療。他身受其苦，病情也無進展，求救於我。可惜我已經退休不開刀了。只好以激將法說動外科醫生死馬當活馬醫，術前凝血控制得宜再次成功切除腫瘤，現在情況不錯，繼續接受量子電療，留得一息在不怕沒柴燒。我的醫院同儕、麻醉醫師Fredy，曾在為C型肝炎病人扎針時不慎感染，後因肝癌在紐澤西州大學進行肝臟移植，五年後還是活蹦亂跳。

以上三位都可以說是器官移植的受惠者，實際上除了大腦以外，應該所有器官都可移植，以延續生命。2024年四月中旬，在美國波士頓進行了第一次用基因改造過的豬腎臟移植獲得成功，在電視上外科醫師情緒激動得說不出話，我心有同感高興的掉下眼淚。成千上萬的朋友、病人、家屬不必再受苦於洗腎、等待捐贈器官的折磨。這裡的一小步，是人類醫學進步的一大步。

蔡醫師的抗老筆記

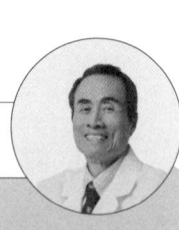

器官移植可以幫助患者恢復健康，提高生活品質，包括皮膚、角膜、腎、心、肝、肺、胰臟腺、小腸、胸腺。器官移植手術後通常需要患者終身服用免疫抑制藥物，以防止身體排斥，保護器官，而延年益壽。但提供器官者少，醫學家以動物為供應者，利用藥物或基因改造編譯方法，減少排斥，在可見的未來是可以實現的。

28

長壽藥

When they were young, they wanted to be rich and now that they are rich, they want to be young.

—Antonio Regalado

秦始皇（西元前259年至210年）是中國歷史上第一位皇帝，建立了秦朝。他對長生不老有著極大的興趣，並希望能找到長生不老藥以永遠統治中國。《史記》記載，徐福受秦始皇之命，帶領數千名童男童女出海，尋找傳說中的仙山蓬萊。然而，徐福多次出海都沒有帶回長生不老藥。相傳他最後一次出海後，並沒有返回秦國，而是抵達了一個新的地方，有人認為這個地方就是今天的日本，並在那裡定居。秦始皇一生追求長生不老，最終還是無法避免死亡，駕崩時年僅49歲。秦始皇的故事反映了古代帝王對長生不老的渴望，也顯示了這種追求的不切實際和徒勞。

當代長壽藥物的突破與挑戰

快速走向今天和未來,在大量美國政府和民間資金挹注下,科學的研究發展顯示長生不老並非不可能的任務。根據動物實驗,把三個月生命的毛蟲冰凍六個月,解凍後竟然可以死灰復燃。於是好萊塢式的人體永生冰凍機構阿爾科生命延續基金會(Alcor Life Extension Foundation)已有上千人參與此計畫,並有兩百人實際保存屍體。這是富人的永生夢想,但本章要談的是長生不老的藥物,出現了嗎?

在研究雷帕黴素的過程和開發中,意外發現mTOR基因,它經由mRNA妨礙細胞的成長,可以抑制器官移植的免疫排斥、抗癌、屬於激酶(Kinase)家族同溫層,能降低發炎現象。就像限制攝取卡路里可以長壽的事實,同樣是抑制mTOR的交通中樞,清除不必要或受傷的細胞再次循環。在酵母菌、飛螢、昆蟲和老鼠的實驗中,可以百分之百增進健康和長壽。光在2021年,就有7,500篇與mTOR相關的重要文獻報告。以酵母菌來做例子,它的生命大約是兩星期,如果營養不好、環境不良而進入冬眠期，mTOR基因起作用可以讓它活上數個月，換算成人類年紀約三百歲。唯一的缺點是抑制mTOR可能對T細胞和B細胞的生成產生影響，因此在肺結核流行區禁止使用。動物實驗受環境的限制，和自由自在生活的狗也許不同，因此也有用家犬跟人進行實驗，發表的結果一模一樣，據說許多實驗室工作人員都在偷吃雷帕黴素。

其次是治療糖尿病的二甲雙胍（Metformin），已知可以緩解糖尿病的症狀，是類似法國丁香的合成藥物，有類胰島素生長因子－1（Insulin-like Growth Factor-1, IGF-1）受體的作用可緩慢控制糖尿病，是治療糖尿病的第一線藥物。它的作用速度像是慢車，胰島素則是高鐵。

IGF-1和mTOR一樣兩者都是激酶家族，可以抑制發炎。兩者也是左右影響、互補互利的通道。糖尿病患長期使用二甲雙胍，比無糖尿病者來得長壽。再者，在千萬年進化的過程中，已經知道飢餓有長壽的效果，這藥物和Daf-2基因作用類似，加上2018年NIH報告證實可以增加老鼠的健康和壽命。因此，紐約愛因斯坦醫學院接下了政府的TAME實驗調查（Targeting Aging with Metformin），是針對65到79歲的群體，收集3千人的實驗報告，讓我們拭目以待吧！此藥物在市場多年，少有副作用。話雖如此，它的藥化分子和藥理對糖尿病的控制非常複雜，眾說紛紜，還沒有定論，它也能提升降低食慾的荷爾蒙，因此獲得減肥者的喜好。糖尿病患者一定很高興，知道它也有長壽的副作用。

基因與營養在長壽中的角色

三類SIR基因（Silent Information Regulator，沉默資訊調節基因），包括Age-1、Daf-2和Sir-3，都可延長實驗室動物的壽命，NAD（煙醯胺腺嘌呤二核苷酸）就像卡路里限制，能夠刺激活化SIR基因幫助長壽，美國國家老化研究所（National Institute on Aging, NIA），已成立專案推動Age-1研究，相關動物實驗報告可增長壽命10%。雖然人體的實驗定論未決，市場經濟在今日已達2.8億美元，而預估2028年會成長到10億美元。

至於紅酒的成分白藜蘆醇（Resveratrol）使法國人長壽，但要喝千杯才能有效果出現，我們就當作晚餐助興吧，綠茶、薑黃素、中鏈脂肪酸（如椰子油）也當如是論。至於橄欖油是長鏈脂肪酸，對脂肪和營養有正面影響則另當別論。

長壽科學的展望與實驗方向

2013年，加州生命公司（California Life Company, CALICO）成立，由阿特・萊文森（Art Levinson）和賴瑞・佩奇（Larry Page）等人創辦，Google投入大量資金，並邀集老人學頂尖專家醫師學者組成。

這家公司專攻藥物開發，有兩大方向：第一是對抗疾病，第二對抗還不是疾病的老化。加州生命公司成員都是矽谷創投集團的創辦人，認為現今市場補品、防老藥充斥，為何卻沒有一家大公司和FDA願意參與這些上市補品、藥物的人體臨床實驗？於是他們就自動「蹽落去」，經過動物實驗發現，新藥物可以經由基因工程，產生類似細胞內溶酶體的功能，分泌酵素使細胞持續修補、維護，保持永遠年輕。

與此同時，在紐約康乃爾醫院的神經外科醫師羅伯特・哈里里（Robert Hariri）每日急診開腦救人，在開刀房卻發現婦產科生小孩後丟棄胎盤，這些容積比嬰兒更大的中間產物是幹細胞的重要來源之一，於是申請「從胎盤中提取幹細胞的方法」專利證書（專利號：7045148），並和基因排序解謎專家

J・克雷格・文特爾（J. Craig Venter）合作，成立人類長壽公司（Human Longevity Inc.）。兩大公司將在對抗老化生產藥品的過程中，扮演舉足輕重的角色。

世界各國都有自稱為洞察先機或遠見者的投資人包括科學家，取得一系列科學的發表報告，或是以諾貝爾獎的理論為基礎，組成夢幻團隊和藥物對抗老化，可惜到今日，都未有FDA的授權。我認為最快速的方法是利用兩批實驗者，做已經肯定的生物年紀檢定方法，五年後藥物治療和無服藥者，都再做一次的生物年紀檢定以為比較，或許可以找出答案而尋求FDA授權。

總的來說，雖然完全的「長壽藥物」尚未上市，但在延緩衰老和提高健康壽命方面已經取得了顯著進展，未來可能會有更多突破。此刻最重要的是加強在自己能夠選擇的控制的定期運動、充足睡眠和適當飲食的習慣。那麼健康長壽的祕訣，就是在您的手掌中。

蔡醫師的抗老筆記

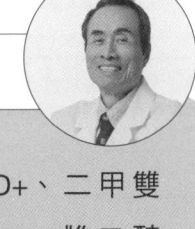

沒有發現真正的長壽藥物。但是 NAD+、二甲雙胍、雷帕黴素以及女性素的變體 17-α-雌二醇（17-α-estradiol）等藥物，在老鼠等動物的實驗中顯示可延長壽命超過 20%。這些藥物目前正在進行人體試驗。他汀類藥物、紅酒中的成分白藜蘆醇以及某些減肥藥是否能延長壽命，仍在進一步研究確認中。

29

歡笑幽默篇

A joyful heart is good medicine, but a crushed spirit dries up the bones.

—Proverbs 17:22, to Bible

如果沒有快樂和生活愉快的心情,那麼活得長久又健康的人生又有什麼意思呢?但是每個人對快樂的詮釋也不一樣。有人認為是銀行存款的數目往上增加,有人則認為每天早起工作勤勞有事做,也有許多人快樂的心情隨著股票市場的上上下下而不同,這是完全可以理解的。

快樂的多樣詮釋與長久價值

雖然最多人共同的快樂答案是中樂透彩券。可是一年後的調查顯示,中獎人變成最不快樂的一個族群。問卷調查何事讓人最不快樂?答案除了前述中獎人之外,就是斷手斷腳。是嗎?在我的外科病人當中,至少有一百位以上因為糖尿病控制不好、血管阻塞或受外傷而必須割斷雙腿或是雙手以救命。一年以後他們或者坐輪椅或者裝義肢,身心調整得宜,回診都嘻嘻哈哈沒當一回事。我經常陷入沉思,這種極端的人生經驗痛苦都是短暫的!而怎麼做才能使生命、生活、快樂持久成為常態?

俗語說「助人為快樂之本」沒錯。北美洲台灣人醫師協會二十幾年來,每年固定到中南美洲出一或兩次的義診,去年我更帶隊前進受戰爭踩躪的烏克蘭義診。每次團員辛苦付出回來後,都感覺無限的快樂,甚至比行醫上班更心滿意足。這應該是施比受有福的寫照。

我的外科同事李奧納多・威爾登曼醫師(Leonard Waldman)是一位猶太人,很好的外科醫師但是非常嚴肅,所以病人就越來越少。他本來是藥劑師,但是在醫院做了一陣子後,認為當醫生比較適合他的性格,就去荷蘭念醫學院,再回來紐澤西猶太醫院接受訓練。他的外科主任維克多・帕森內特

（Victor Pasonnet）醫生是紐澤西州的著名心臟外科醫師，1961年首次完成心律調節器（PaceMaker）植入手術，並於1985年成功進行心臟移植手術。威爾登曼醫師很驕傲太太以前是模特兒，後來加入福特公司的汽車經銷商自己當老闆，但外科手術繼續來做我的急診手術助手。他說一生中最高興的兩個日子就是去買大型遊艇和賣遊艇的那兩天。這也證明高興滿意的事情如果沒有深層目的支撐是不能持久的。

幽默的重要性

　　幽默（Humor）和快樂像銅幣是一體的兩面，兩者都以歡笑為盤石。醫學證實：歡笑時刻不但刺激大腦分泌快樂荷爾蒙多巴胺、信任荷爾蒙催產素（Oxytocin）以及幸福荷爾蒙腦內啡（Endorphin），笑容也與死亡率有密切相關。我的病人中，沒有一個活到90歲以上不是滿臉笑容的，他們來我診所的等待室，不只令其他病人敞開大笑，聽到別人的故事也歡笑助陣。問到為什麼喜愛笑，都回說內科醫師開給他們的處方藥，是心「藥效」（要笑）四小時！統計上指出，4歲小孩每天約笑200次，而大人則需要2個半月時間才能笑這麼多。慈眉善目，經常大笑是返老還童的最佳祕方。可信賴的世界最長壽紀錄保持者是法國女性珍妮・卡爾門,她於1997年以122歲的高齡辭世。珍妮以幽默感著稱,每年生日記者會結束時,當大家說「明年再見」時,她總是笑著回答:「為什麼不呢?你們看起來還很年輕!」

生命意義與終點的反思

當然有意義和目的與人生是自己的決定和選擇。除了要建康快樂的享受人生的旅途,終點到站了怎麼辦?我的好友,人家叫他落腳陳,早期國防醫學院畢業生。住院醫生很怕被他考試,因為心電圖是他的專長。這位個子高高的心臟科醫師退休前在臨終療養院工作,他的工作就是每日開死亡證明書。我曾好奇的問他,你的病人失去意識死前最關心的是什麼?他的回答令我沉思良久。「少數人說一生沒有什麼遺憾,大多數則是如果能夠重來要大膽些,不要做什麼事情都很害怕,不再苛薄自己,注重生活、享受當下。希望對自己家人經常開口關心,能有機會再多說一次 I Love you。」

蔡醫師的抗老筆記

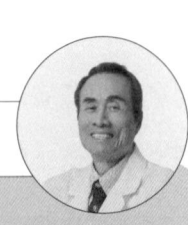

幽默是好笑、滑稽、詼諧、風趣，最好以自己為取笑對象。「笑」其實是我們在體驗幽默中很常見的一種表現。而幽默除了能幫助個體舒緩焦慮的情緒，釋放身體的緊張之外，也增加團體成員之間的團結，透過非攻擊性的言語來回應對方，減少團體間的衝突。

第四篇

未來科技與長壽的挑戰

30

超人和人工智慧

Concision in style, precision in thought, decision in life.
—Victor Hugo

從醫學和生命的長遠角度來看，特斯拉（Tesla）汽車的伊隆・馬斯克（Elon Musk）和輝達的黃仁勳對人類的貢獻，我認為不是他們的產品、財富累積創造的光環，而是馬斯克的神經連結公司，和黃仁勳兩年前在發表會上以人工智慧替身上台演講，啟發人類長壽和生命的另類想像。

AI 與科技巨頭對人類未來的啟發

2024年黃仁勳、蘇姿丰、梁見後三位人工智慧巨頭，以及台積電等人士在台灣造成轟動全球的第四次工業革命，我曾建議在台北設立人工智慧聯合國總部。事實上在人工智慧的啟蒙時刻台灣人已經參與。1982年，台灣學生許峰雄的博士論文為IBM的深藍計畫（Deep Blue Project）奠定了以人工智慧和數學基礎打敗蘇聯象棋冠軍的核心技術，震驚了世界。如今，人工智慧在數學基礎上進一步發展，不僅能進行腦力激盪，還能推動創意與藝術的進步。

腦科學與冷凍技術的突破

腦神經約有870億細胞，心臟約有20億細胞，兩者面對缺氧都非常敏感。過去認為心臟是生命的主宰，現在的通識則轉移到大腦，它是一切活動思考存在的中心。大腦缺氧5至10分鐘後腦細胞就死亡。

2016年在耶魯大學實驗室，把豬腦單獨分離供應人工血液和氧氣，竟然使它存活超過4小時，且繼續保持大腦清醒功能，發表在2019年的《自然》（Nature）雜誌並得到NIH的支持和肯定，也引起外界廣泛的倫理辯論：如果人腦包括了浩瀚的一切功能、意識、記憶和想像力、感覺，我思故我在，那可以依樣畫葫蘆，大腦可以和身體分離獨自活存、成為永生嗎？

眾所周知：低溫能夠保持食物或生物的新鮮度，也能減少新陳代謝率，降低細胞受損的風險。外科手術很早就利用低溫的技術做許多尖端的心、腦手術，最近化療時冰凍頭皮還可以防止掉髮。可是降溫到零下產生的結冰效應，弄巧成拙會使細胞受損，因此新的冰凍方法是先替換水分再降溫保持器官，在外科手術中，許多血管替代物正是這類產品的應用成果。尤其是在亞利桑那州的Alcor生命保存中心公司，冷凍技術的市場已經開放並逐步上市。棒球名將泰德‧威廉姆斯（Ted Williams）已將他的腦部冷凍保存。PayPal創辦人以及OpenAI和ChatGPT的山姆‧奧特曼（Sam Altman），還有特斯拉創始人伊隆‧馬斯克，也都投身於這一領域。馬斯克甚至認為，探索太空可能需要延長至數百或數千年的生命時間。

從天文到生化的科學探索演進

　　多少世紀以來，人類仰望浩瀚的天空星光，更借由伽利略的望遠鏡遠眺觀察，興起了大哉問：「為什麼由無物變有物？」「宇宙的起源在那裡又往那裡去？」。從牛頓的傳統物理學與地心引力，到上世紀愛因斯坦的現代物理學——相對論，人類將時間納入科學視野，不僅實現了登月壯舉，還讓GPS導航因結合時間因素而避免了交通混亂，促使上世紀物理學成為科學的中心。

與此同時，人類也透過顯微鏡探索微觀世界，首次觀察到細菌，並在試管中目睹化學分子的反應。上世紀，詹姆斯‧沃森發現DNA的化學結構，而本世紀初，基因序列解碼技術與珍妮佛‧道納領導的CRISPR基因編輯技術，讓生化學成為本世紀的科學核心。如果我們再利用人工智慧為工具，能夠收集極大數量的資料加以分析、保持、加快速度並可能超越人類腦，開發未來物理和化學的前景，對人類的影響和貢獻，將似脫韁野馬無法想像。

因此，我們這群高齡的朋友，除了追求自己的超人夢想——長壽、健康、快樂之外，更要思考如何啟發鼓勵年輕人進入看似枯燥冷門的科學，作為知識的傳承。也要思考如何能留下更美好的世界，使我們的後代子孫，能享有我們曾經擁有的幸福生活世界。

蔡醫師的抗老筆記

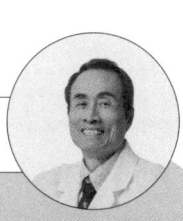

人工智慧是指計算機系統,能夠學習推理和解決問題。包括醫療金融機器人等。超人則是代表著力量、正義以及在危機時刻保護人類。人工智慧是否能像超人在關鍵時刻拯救人類?人工智慧是否會是一種「超人」般的力量,改變我們的生命生活和社會?

31

氣與電壓伏特

The basis of all life is electricity. When the cellular battery runs out, we all die.

—Luigi Galvani

寫本書的過程中,我一直在考慮要不要把氣功、電壓這部分內容加入,因為看起來是風馬牛不相關的議題,終於我的右腦說服了我的左腦。

氣功與電力的科學探索

求學時期,教授針灸的專家黃維三醫師是一位認真熱心的老師,頗為學生的愛戴,他走進講堂第一件事就是重擊自己胸膛說:你們一定要相信我。點名完上課到一半,學生就從後門溜走,考試背考古題就過。來美國後,有同學將刺針接上電流增長震動,真正效果如何不知道。針灸治療的脈絡經緯在解剖人體上找不到。氣和電力是否有所關聯?可惜沒有人用科學方法做調查檢驗,同樣的神農嘗百草,氣功也是,都是個案或祖傳祕方,沒有懷疑證明的過程,使科學成為玄學。今天有先進的儀器和人工智慧工具,應該利用國家力量資源組成夢幻隊去實驗室,證實它的療效,再做臨床試驗、去蕪存菁。

電力與生物學的歷史進程

十五到十七世紀歐洲文藝復興風起雲湧,也影響到科學領域,哥白尼、伽利略用實驗把世界中心從地球改成太陽,物理學比生物學青出於藍,路易吉·伽伐尼(Luigi Galvani)是那個大時代百年後期的義大利醫師和物理家,他在夫人煮青蛙湯時,發現死的青蛙沒有電流,但碰到刀子竟然跳起來,引發他的好奇心,開始解剖青蛙找出神經肌肉的電氣關聯。在那時代,電工師是中上層階級的代表,可以表演電工魔術、很受皇家重視。這個訊息也傳達到美國人富蘭克林耳中,使他成為「電力之父」並完成了著名的閃電研究報告。

但伽伐尼的對手米蘭人亞歷山德羅・伏打（Alessandro Volta）認為，青蛙肌肉試驗是由於電氣的兩極金屬片不是電氣本身，他後來成功研發了電池系統。兩人的理論抗爭無法整合，亦即今天物理學和生物學對生命的對話表現的不同意見，但那是不必要的。伽伐尼的電子理念在當時因不服從法國殖民統治的北義大利政權而被壓制，伏打更因此獲得法國統治者的支持。儘管如此，伽伐尼的後裔阿爾迪尼（Aldini）繼續以他的神經解剖學電力基礎，找出腦神經電力傳導生理，用電棒救人，治癒關節疼痛、神經衰弱麻痺症，流行歐美。

離子頻道與生物電力的應用

二百年來，大腦神經科學理論和科技研究工具都突飛猛進。神經的「動物靈氣」也改名成「電力」或「生物電力」。腦神經之父桑地牙哥・拉蒙卡哈（Santiago Ramón y Cajal）與高爾基（Golgi）共享了1906年的諾貝爾醫學獎，找出神經細胞，它包括細胞、軸突和樹突三部分，細胞存在腦內其他部分則下降至軸突和樹突，脊髓和肌肉，與其他神經細胞的互聯網稱「聯合網絡」。感覺神經傳訊息到大腦，大腦運動神經傳指令到皮膚腸胃肌肉,大腦有870億個神經元(Neurons)。神經刺激和動作的電力信號被稱之為尖峰(spike)。這到底是電力物理還是化學變化呢?

1921發現了神經傳導化物,直到1950年,英國科學家艾倫・霍奇金(Alan Hodgkin)和安德魯・赫胥黎(Andrew Huxley)在魷魚神經針刺檢查實驗中,發現是電子顆粒「離子」的工作,它是帶有正負電的原子,包括正電的鈣碳鉀、負電的氯氧,在細胞膜內外游走,造成伏特的電壓不同。當細胞休息時壓力是-70mv,大部分是鉀離子在細胞內、碳離子在外水液中,在收縮時鉀離子和碳離子快速互換所致,這一大發現使研究室大量購入魷魚造成缺貨,兩者後來成為1963年的諾貝爾獎得主。可惜光環被1953的兩顆明星掩蓋,也就是詹姆斯・沃森和法蘭西斯・克里克在倫敦發現雙螺旋結構DNA的化學物質。歷史重演,電子力學又被踢出醫學化學科學院的主流。

DNA的蛋白質化學成分出土,使離子交換理論更加清楚,原來細胞膜的離子來往是經由蛋白質決議帶隊進出,於是有「離子頻道」的專用名詞出現。休息時,大量鈉離子(Na^+)集中在細胞膜外,而鉀離子(K^+)主要分布於細胞膜內,形成-70mV的電壓差。起動時快速的碳離子大量擠進碳頻道去平衡逆差,接著鉀離子出外逃離,鈣離子也不袖手旁觀,再次平衡電子逆差,此時此刻此地衝入大量酵素的分泌,如血清素、多巴胺和催產素,共享盛舉,細胞再度極化而休息。

不要以為這只發生在神經細胞膜,胰臟 β 細胞內分泌胰島素是由鉀頻道的進出而產生,最流行的心臟血管藥是鈣頻道阻礙劑。神祕毒素的治療也是經由離子頻道開發的解毒功能助力,心率不整、偏頭痛、腦癇症、老年失智症、帕金森氏症、先天性遺傳疾病、癌細胞等基因突變,都和電離子的進出有關,特別是癌症細胞的轉移和離子頻道有密切關係。藥物治療控制碳、鉀頻道,可以讓癌細胞回歸正常,目前許多大藥廠成立新的部門,專注許於「電療藥學」(Electroceuticals)的研究。

把人體任何不同的細胞放在培養皿中,加入電流它們都往同一個方向移動,生命和電力兩者無法分割。再者,每一個細胞膜都有不同的伏特電質(mvs):幹細胞為0mV、脂肪細胞約50mV、皮膚細胞約70mV、骨骼細胞約90mV,可以決定它的身分,因此在幹細胞分化過程中,改變控制伏特電質可以指揮它的分化方向,從0mV到70mV或0mV到90mV的轉變並非循序漸進,而是剎那瞬間,就像水結冰時,即是環境溫度零下還是要過一陣子才剎那轉變成冰。胚胎幹細胞的周邊環境會自動進行微調,因此外部干預很難改變其分化過程。目前哈佛大學有機器設備,可以控制支持十小時以上的伏特質,如果能夠長期持續將能用電力使細胞再生,因此「生物電力學」會轉為今日的顯學。健康快樂的長壽祕訣也必然、必須從電力中得到答案。

生物電力與健康的未來應用

心臟的跳動會產生電波,並傳遞到手腳及身體的各個部位。心電圖就是記錄它的電子波動,心律調節器也是利用電力來回節制心跳快慢。腦波圖指出腦細胞在合眼、睡眠、失智、腦癇症、腦瘤、注意力甚至意向,都有放出不同電位波動。因此移植大腦小晶片改變伏特電位,可以控制腦袋細胞的病變,像帕金森氏症、腦癇症甚至失智症,在歐洲尤其風行。美國FDA也開始允許這類的手術。

過去科學的訓練過程就是製造專家,換句話說在自己的領域方面深入研究,不要開車跑到別人的路道上。今則不然,所有科學都要跨領域的合作整合，以我的癌症外科來講，每一次開刀前後都要有跨領域的探討佈局。「細胞長活」更需要多方領域的研究參與。0與1的電腦系統加速配合腦細胞的進、出、回饋、循線鎖定和追查。大腦或其他細胞和人工智慧的共同性，是都能收集大資料、記憶、思考、分析、分享、判斷。0與1的電腦系統加速腦細胞的接、停、進、出、回饋、循線鎖定和追查。人腦電腦介面結合，已可以運用在長距離互相影響交通的實際場景。未來利用電力、原子、離子、人腦和人工智慧合一，或是天人合一，那麼生命可活多久，已不再是該問的問題了。

● 蔡醫師的抗老筆記 ●

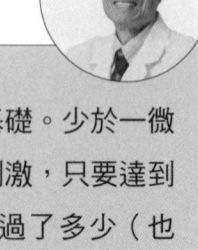

氣、電位是神經傳導和肌肉收縮的生理基礎。少於一微秒通過極值變化將訊號傳導。一個初始刺激，只要達到了電位（threshold potential），不論超過了多少（也就是全有、全無律）就能引起一系列離子通道的開放和關閉，而形成離子的流動，因此許多藥物及醫療器材因應而生，健全細胞的活化。

結語

Hope without an object cannot live.

—Samuel Taylor Coleridge

現代精神學家完全同意章首引言詩人的想法，因為希望是精神的層面。它需要有三個主要的因素，第一設定目標、第二步驟安排、第三自我信任。我們已經定位於「長生不老」，本書也解釋、分享如何幫助達成夢想簡易可行的方法，最重要的關鍵就是讀者 —— 您，對自己有信心嗎？相信自己嗎？有設定的目標和具體簡單的步驟嗎？

上世紀是物理的世紀。傳統物理牛頓的地心引力，經由現代物理愛因斯坦相對論的時間／空間、磁場／排斥力、觀察宇宙擴充的速度，倒算出來宇宙源於約134億年前的一個奇點（Singularity）或是大爆炸（Big Bang），從黑洞（Black Hole）到事件視界（Event Horizon），給我們豐富的想像力，去實驗探討實體世界，並成功的把人送上月球來回，太空船也送離太陽系。此後，宇宙從水平事件點進入黑洞，變成神祕不可思議、無解的事了。

可是，本世紀初的基因解碼，生物化學科學突飛猛進，像是腳下的地表快速的變化，使我們每跨一步就是完全新的境界，超越物理黑洞的極限。經由擴張合成生物學，人類壽命延長，永生已不是想像、不可思議的事。今天出生的小孩已經可以活過120歲到150歲以上。這個世紀將是我們擁抱化學生物的世紀，我們應該鼓勵更多的年輕人加入這一個行列。不久的將來甚至今天，讀者可以活得更久、更健康，活得更快樂，讓我們自信的拭目以待。

人體器官組織的運行是一門深奧的學問，科學家、醫學家每天都在研究發展新的課程設計，本書中所提到的參考資料只是鳳毛麟角，而且隨時都有新的報告出現。尤其在人工智慧快速成長變化的今天，令人目接不暇，大量資料的檔案收集、分析、解讀，已經完全超越了我們人腦能力的想像極限。經由人工智慧快速發展藥物、疫苗、規範飲食、調整醫病關係等等已不是未來式而是現在進行式中。

俗語說「知己知彼、百戰百勝」這本書主要的目的是要讀者「知己」——了解自己本身健康或者日常生活的情形，換句話說就是從細胞化學運作的觀點了解自己，從而知道身體的日常運作。「知彼」呢？就是知道外來的因素，包括疾病如何入侵，環境如何促生癌症，細胞如何老化。

在50年的外科生涯結束以後，我不必再每天追求手術的精益求精，關心開刀患者，把全部的精力用在廣泛的閱讀收集資料。本書的每一句話都有臨床的科學證據為本。退休以來，我花很多時間，閱讀至少30本如何防老、健康、快樂的書籍，以及新近的臨床文獻報告，加上本身的身體力行，簡單扼要的整理出我們身體裡面基本化學分子的變化，從而鼓勵讀者也可以自己為主人，整理出一套可以完全適合自己的方式，或是複製我建議的生活方式去力行。

本書大部分引用的資料都是美國的研究報告，可是「他山之石可以攻錯」。二十一世紀的世界變小了，今天發生在美國的，隨時台灣也可能會發生，所以本書的目的主要是幫助讀者建立起對自己的信心，整理出一套可行的方案，配合健康、生活起居和飲食、運動的藍圖去努力。

在書寫本書的過程中，再次複習了人體的細胞組織，體會到比起巨大的宇宙我們是多麼的渺小，同樣也感到偉大驕傲無境界的人類觀察力、想像力。能夠與讀者同行，分享進入身體的冒險旅遊，是我最大的、最驚喜的精神奇遇。從今天開始讓我們一起來享受高齡快樂的健康生活品質吧！

最後，再以希臘神話作為本書的結尾。國王米諾斯（Minos）要他的工程科學家達羅斯（Daedalus）建造牢獄，以關「牛面人身」的怪獸，完工後為了保密不讓他和兒子伊卡洛斯（Icarus）離開。科學家很聰明的用蠟燭做的翼讓兩人飛出牢房，他警告兒子不要飛太高、太近太陽。兒子一高興忘記一切，接近太陽羽翼融化，掉入愛琴海而身亡。人類不能太過驕傲對抗自然規律，不聽老人言吃虧在眼前，讓我們儘可能享受遠程飛翔，但不能自傲不控制的高飛。想想當「永遠年輕」來臨時，人類族群真的可以繼續下去嗎？

青春不老實用資訊

Today is the oldest you've ever been and the youngest you'll ever be again.

—Eleanor Roosevelt

台灣衛福部五項癌症免費篩檢建議

1. **子宮頸癌篩檢**：30歲以上婦女，每3年應至少接受1次子宮頸抹片檢查。
2. **乳癌篩檢**：45至69歲婦女、40至44歲二等血親內曾罹患乳癌之婦女，每2年1次乳房攝影檢查。
3. **大腸癌篩檢**：50至74歲民眾，每2年1次糞便潛血檢查。
4. **口腔癌篩檢**：30歲以上有嚼檳榔（含已戒檳榔）或吸菸之民眾、18歲以上有嚼檳榔（含已戒檳榔）之原住民，每2年1次口腔黏膜檢查。

5. **肺癌**：A具肺癌家族史──50至74歲男性或45至74歲女性，且其父母、子女或兄弟姊妹經診斷為肺癌之民眾；B重度吸菸史──50至74歲吸菸史達一年以上30包，有意願戒菸或戒菸15年內之重度吸菸者，每2年1次低劑量電腦斷層檢查（LDCT）。

蔡醫師的抗老日程表

6:00-8:00 AM	起床走路舉重（空腹）
8:00-9:00 AM	早餐用牙線清潔、刷牙、洗澡
9:00-12:00 AM	日常工作時間
12:00-1:00 PM	午餐用牙線清潔、刷牙
1:00-2:00 PM	午睡約45分鐘
2:00-5:00 PM	日常工作時間
5:00-7:00 PM	自由活動安排
7:00-8:00 PM	晚餐用牙線清潔、刷牙
8:00-11:00 PM	除水份外不再進食（洗澡休閒）
11:00PM-6:00AM	充足睡眠七小時
8:00PM-8:00AM	每日斷食十二小時

健康小提醒

- 進食後用牙線刷牙以保口腔衛生,可預防心臟病。
- 少吃零食,因為還要再刷牙很麻煩,也可減少肥胖、牙周病。
- 保持空腹十二小時可產生酮體、達到斷食的腦神經健康和長壽。
- 沒有任何症狀而且生活健康的讀者,每年至少安排兩次血液健康檢查、一次牙科檢查及洗牙。

血液檢查的健康正常值

檢查項目	中文名稱	英文名稱	正常範圍
基本血液檢查	血球計數	CBC count	3.8–10.8 thousand/uL
	紅血球計數	RBC count	4.2–5.8 million/uL
	血紅素	Hemoglobin	13.2–17.1 g/dL
	血球比容	Hematocrit	38.5–50.0 %
	平均紅血球體積	MCV	80.0–100.0 fL
	平均紅血球血紅素含量	MCH	27.0–33.0 pg
	平均紅血球血紅素濃度	MCHC	32.0–36.0 g/dL
	紅血球分布寬度	RDW	11.0–15.0 %
	血小板	Platelet	140–400 thousand/uL
	平均血小板體積	MPU	7.5–12.5 fL
	維生素B12	Vit. B12	200–1100 pg/mL
	葉酸	Folate	>5.4
	維生素D（25-OH）	Vit. D.25-OH	30–100 ng/ml
	尿酸	Uric Acid	4.0–8.0 mg/dL
	前列腺特異抗原	PSA	<4.0 ng/mL
	鈉	Sodium	135–146 mmol/L
	鉀	Potassium	3.5–5.3 mmol/L
	氯	Chloride	98–110 mmol/L
	二氧化碳	CO2	20–32 mmol/L
	鈣	Calcium	8.6–10.3 mg/dL
肝功能檢查	谷草轉氨酶（AST）	AST	10–35 u/L
	谷丙轉氨酶（ALT）	ALT	9–46 u/L

	總膽紅素	Bilirubin total	0.2–2.2 mg/dL
	鹼性磷酸酶	Alkaline Phosphatase	35–144 U/L
甲狀腺檢查	促甲狀腺激素（TSH）	TSH	0.4–4.5 mIU/L
	三碘甲狀腺原氨酸（T3）	T3 (free T3)	1–3 nmol/L (3.3–8.2 pmol)
	甲狀腺素（T4）	T4 (free T4)	70–140 nmol/L (9–25 pmol)
腎功能檢查	尿素氮（BUN）	BUN	7–25 mg/dL
	肌酸酐	Creatinine	0.8–1.28 mg/dL
	腎小球過濾率（eGFR）	eGFR	>60 ml/min./1.73m²
	尿素氮／肌酸酐比	BUN/Creatinine	6–22
	睪酮	Testosterone	M: 9–42 / F: 1–2.5 nmol/L
脂肪功能檢查	總膽固醇	Cholesterol total	<200 mg/dL
	高密度脂蛋白膽固醇（HDL）	HDL Cholesterol	>40 mg/dL
	低密度脂蛋白膽固醇（LDL）	LDL Cholesterol	<100 mg/dL
	三酸甘油酯	Triglyceride	<150 mg/dL
	膽固醇／HDL比值	Chol/HDL ratio	<5.0
代謝檢查	空腹血糖	Fasting Glucose	65–99 mg/dL
	糖化血紅蛋白	Hemoglobin A1C	<5.7% of HgB

良好的退休計畫

活越久需要更多基金支持,請見下表範例:

世代	出生年份	工作年數	退休年齡	壽命	退休年數	儲蓄率
阿公	1945	40年	65歲	75歲	10年	5%
阿爸	1971	48年	70歲	90歲	20年	15%
孫孩	1990	55年	75歲	100歲	25年	25%

資料來源:《百歲的人生戰略計畫》(*The 100-Year Life: Living and Working in an Age of Longevity*)

謝辭

A true hero isn't measured by the size of his strength, but by the size of his heart.

—Zeus, Hercules

Put a dent in the universe.

—Steve Jobs

　　這一本書是我多年來的構想，能夠在一年內收集資料寫完，終於看見曙光出版了，有許多人我必須要感謝。

　　在媒體人廖筱君的「樂活PLUS」節目中，我們曾多次談到老年人的健康，和如何防止老化以及老年人口比例大增，以及對於家庭、社會、國家、環境產生的影響，喚起我留美多年的醫療經驗所得，並進一步分析和探討，更要提醒年輕人要把握現在日正當中。第一名店股份有限公司董事長王義郎不但經常當面鼓勵我，要幫助宣傳，更多次以 Line 交換意見正面支持。他年長我幾歲，這本書中談到了所有必須注意的養老事項，包括對運動和食品、營養、睡眠的重視，他自己就是一個很好的榜樣。王董事長是成功的事業家，早年離開彰化銀行去開航空公司，完成階段性事業理想和任務後，轉變成健康食品專家。他事業的成功建築在十二萬分的全神專注，尤其在健康食品的用心，以及音樂對人生方面的加持，給這本書很多加分效果。聯電創辦董事長曹興誠也引導我進入人生幽默風趣的不可缺性。沒有他們頑固的堅持、樂天的鼓舞，收錄資料寫書的浮沉過程是無法輕易過關的。

特別感謝中央研究院科學家、前副總統陳建仁院士，讀完初稿之後願意為本書寫序。提供他在基礎醫學的專業知識，也非常感謝前行政院長、駐日大使謝長廷的日本經驗，提供為何日本人長壽的祕笈和實際經驗。感謝郭旭崧醫師與我在幹細胞方面的討論，姪兒彰化基督教醫院陳明醫師對胚胎學，我在加州的弟弟、膽固醇專家蔡榮朗醫師對三高學的看法。楊黃美幸女士、魔術師蕭錫惠在我生命最低潮的時刻，不斷的鼓勵我寫書，去轉移焦點，在許多失眠的夜晚，是這些驅動力的支持使我繼續寫下去。

雖然過去五十年來我的專業都是在醫學方面，特別是外科癌症和血管專科，但是在汪洋大海的醫學科學方面，我不願意給人有撈過界的印象，所以花費很多時間去涉獵關於如何永遠年輕、健康、營養的知識。雖然此書的參考都是以美國最新研究為資料來源，但是現在世界變小了，今天發生在美國，明天也適用於全世界包括台灣，加上我自己身體力行作為樣板和見證，應該不會讓讀者失望。年紀大的應該立刻改變你的生活習慣、年紀輕的也應該趁著陽光普照的青春歲月，打好根基，迎接百二歲的生日來臨。

最後感謝我的女兒華珊和女婿Walter兩位心臟科醫師，我的兒子華起和媳婦Julie，以及去年過世、我的牽手Sherry在世時全力的精神支持。林衡哲醫師介紹遠流出版公司董事長王榮文，以及王秀婷總編和團隊李佳姍、游雅君等大力配合，全球健康發展協會張宏泰、陳彥玲在本書付印前拔刀相助，在此一併感謝。沒有他們這一本書不可能出現在讀者面前。

Epilogue

Getting older without getting old.

—Dr. Jung Tsai

We, the baby boomers, are the fortunate generation not only living longer but also witnessing many great events in the world compared to the one before us. While I am writing a book(how to Live to be a Happy Centenarian) to help with the fundraising for the Ukraine Medical Mission I realize the aging issue is not merely the science of biological chemistry molecules. It involves an emotional and vigorous thought process of passing time.

My first memory of becoming a senior was when I was standing on the Taipei subway train, and someone gave me his seat. I looked around my hair was not yet gray, my status was solid, nonetheless, I took it. And also there wherever I went people called me "Ojisan".

Being a senior like everyone else I feel that time is running faster than I used to experience. Psychiatrist says it is a perception as time speed remains the same. The analogy I can think of is toilet paper rolls. When we are toward the end of our life like the end of paper rolls it goes fast. While we physically slow down our activities, the world is speeding up relatively. When we were young there were so many things waiting for us to do. As we look back so many first-time things stand out: first bicycle ride, first-swim, first job, first date, and first kiss. Now, there is not many fresh firsts for us to do. No wonder we feel bored. What we could do is to reach out of our box and find something new, like volunteer or join our Ukraine Medical Mission. Keep learning with effort, expand your horizons and time will expand to meet you.

We need also to redefine our identity. Rethinking Change from a young age to the current situation is a wise step forward. People are not listening to us anymore including our adult children. Where we are now/ today/present is the most important thing to recognize. Once in a while looking back on the good past is a-okay but don't indulge in it. Once in a while planning and imagining the future is acceptable too. But the ultimate goal and ideal are the moment-to-moment when and where we are. Enjoy the present and make the most out of it.

Get rid of the house. It is too big and too much empty space for us to take care of and maintain. I know many people didn't even open their pool. Those who did open told me the only one who jumped in was the dog. Our kids and grandchildren are not coming back. And don't move into their house as that will create tension. A good relationship will be surely ruined. Remember we used to call the shot. Not anymore! we relinquished that power. But we still remember we instilled values in them and wanted them to stand up alone if necessary to authority, to the unfairness and injustice. We should be proud of them when they stand up against us as they have views different from what we attained, be it a household issue, the upbringing of the grandkids, where aiming to focus, or even politics. When the time comes, moving to assisted home care would be the right decision because they can provide meals and transportation when you need it while keep your pride and independence with your new peers.

Adept seniors should be able to adopt new ways of

conversation in their adapt frontier. If we cannot say anything admirable or nice we better say nothing at all. That said, we don't have to sweep every hurt feeling under the rug as it will contaminate and explode someday. Instead to moderate our tone and not be judgmental and critical. Simply put we should not be unfathomable.

Money is one of the most important matters in a relationship. There is an old saying, "If your children need your money they don't deserve it. If they deserve your money they don't need it." Save enough and comfortable for yourself and then sufficiently and adequately for them and education funds for grandkids when you leave this world. Better yet, give it out earlier as the overly excess estate will only be for them to get a new sports car or fancy trips you would never have dreamed of. Give them yearly without incurring gift-tax. And give something charitable and meaningful to leave a legacy. "Put a dent in the universe." Steve Jobs used to say.

Religion and spirituality searching becomes more crucial to us. Believers are all based on the culture of faith. On the other hand, Science stands on the culture of doubt. It is no longer to see is to believe but rather it is to believe is to see. Faith, Hope, and Love are essential to us to arrive at a place of balance and harmony.

Buy, read, and practice my book to help you negotiate the happiness, health, fitness, and self-image of your own love life and immortality.

Finally, life is indeed a journey. At this stage, we will experience the loss of our best friends, our intimate family members, and even partially our ability to care for ourselves. However, we are strong, resilient and we can and will endure and cope when loss does come. It is comforting to know there were people who came before us and future generations who will come after us. Good luck and blessings to all of you, myself included!

參考文獻

第一篇：人類老化、醫學進展及未來社會變化

1　老化現象

- Pinsker, J. (2020). "When Does Someone Become Old?" *The Atlantic*, January 27, 2020.
- Random, T. (2012). "Aging, Rejuvenation, and Epigenetic Reprogramming: Resetting the Age Clock." *Cell*, 148, 246–257.
- Levine, H. J. (1997). "Rest Heart Rate and Life Expectancy." *Journal of the American College of Cardiology*, 30, 1104–1106.
- Zhang, G. Q., & Zhang, W. (2009). "Heart Rate, Lifespan, and Mortality Risk." *Aging Research Reviews*, 8, 52–60.
- Aune, D., et al. (2017). "Resting Heart Rate and the Risk of Cardiovascular Disease, Total Cancer, and All-Cause Mortality: A Systematic Review and Dose-Response Meta-Analysis of Prospective Studies." *Nutrition, Metabolism, and Cardiovascular Diseases*, 27, 504–517.

2　平均壽命

- U.S. Census Bureau. (2018). "United States Population Projection: 2000 to 2050." Retrieved from https://www.census.gov/library.
- Passel, J. S., & Cohn, D. V. (2008). "U.S. Population Projections 2005-2050." *Pew Research Center*.
- Rabunal-Rey, R. (2012). "ECG Abnormalities in Centenarians: Impact on Survival." *BMC Geriatrics*.
- Orlau, L. (2020). "Remote Care Technology and Older Adults: Filling in the Basics." *Aging and Health Tech Watch*.
- Godenzo.S et al.(2019). "How Merrill Lynch is Planning for Customers to Live to 100"

Harvard Business Reviews.

3　老化的印記和標誌

- Lopez-Otin, C., Galluzzi, L., Freije, J. M. P., et al. (2016). "Metabolic control of longevity." *Cell*, 166, 802-821.
- Hayflick, L. (1968). "Human Cells and Aging." *Scientific American*, 218, 32-37.
- Lopez-Otin, C., et al. (2013). "The Hallmark of Aging." *Ageless*. link/m 3gh.
- Jackelioff, M., et al. (2011). "Telomerase reactivation reverses tissue degeneration in age telomerase-deficient mice." *Nature*, 469, 102-106.
- Leidal, A. M., Levine, B., & Debnath, J. (2018). "Autophagy and the cell biology of age-related diseases." *Nature Cell Biology*, 20, 1338-1348.

4　新陳代謝症候群

- Hirode, G., et al. (2020). "Trends in the Prevalence of Metabolic Syndrome in the United States 2011-2016." *JAMA*, 2526.
- Araujo, C. G., et al. (2019). "Prevalence of Optimal Metabolic Health in American Adults: National Health Survey 2009-2016." *Metab. Syndr. Relat Disord.*, 17, 46-52.
- Anand, S. S., et al. (2011). "Adipocyte Hypertrophy, Fatty Liver, and Metabolic Risk Factors in South Asians." *PLOS ONE*, 6.
- Gavrilova, O., et al. (2000). "Surgical Implantation of Adipose Tissue Reverses Diabetes in Lipoatrophic Mice." *J. Clin. Invest.*, 105, 271.
- Tchernof, A., et al. (2013). "Pathophysiology of Human Visceral Obesity: An Update." *Physiol. Rev.*, 93, 359.
- Johnson, R. J., et al. (2020). "Fructose Metabolism as a Common Evolutionary Pathway of Survival." *J. Int. Med.*, 287, 253-262.

5　老人失智（阿茲海默症）

- Jansen, I. E., et al. (2019). "Genome-wide Meta-analysis Identifies New Loci and Foundational Pathways Influencing Alzheimer's Disease Risk." *Nature Genetics, 51*(3), 404-413.
- McGeer, P., et al. (2016). "Inflammation, Anti-inflammatory Agents, and Alzheimer's Disease: The Last 22 Years." *Journal of Alzheimer's Disease, 54*(3), 853-857.
- Pink, A., et al. (2015). "Neuropsychiatric Symptoms, APOE Gene, and the Risk of Incident Dementia: A Population-Based Study." *Neurology, 84*(9), 935-943.

- Cummings, J. L., et al. (2022). "The Costs of Developing Treatments for Alzheimer's Disease." *Alzheimer's Dementia, 18*, 469-477.
- Chapman, C. D., et al. (2018). "Intranasal Insulin in Alzheimer's Disease: Food for Thought." *Neuropharmacology, 136*, 196-201.
- Brietzke, E., et al. (2018). "Keto Diet as a Metabolic Therapy for Mood Disorders: Evidence and Development." *Neuroscience & Biobehavioral Reviews, 94*, 11-16.

6　免疫系統
- Esfahan, K., et al. (2020). "A Review of Cancer Immunotherapy: From the Past, to the Present, to the Future." *Current Oncology, 27*, 87–97.
- Campinoti, S., et al. (2020). "Reconstitution of a Functional Human Thymus by Postnatal Stromal Progenitor Cells and Natural Whole-Organ Scaffolds." *Nature Communications*, 11, article no. 6372.
- Allison, J., et al. (2015). "Immune Checkpoint Blockade in Cancer Therapy: The 2015 Lasker Clinical Medical Research Award." *JAMA*, 314.
- Attia, P., et al. (2021). "The Development of Cancer Immunotherapy and Its Promise for Treating Advanced Cancer." *The Drive* (Podcast).
- Matthews, D. (2008). "Possible Link Between Periodontal Disease and Coronary Heart Disease." *Evidence-Based Dentistry*, 9(1), 8. https://doi.org/10.1038/sj.ebd.6400560. PMID: 18364683.
- Cavazzoni, A., et al. (2020). "Enhanced Membrane PD-L1 Expression and Potentiation of T Cell-Mediated Cytotoxicity by Anti-PD-L1 Antibody Therapy in Non-Small-Cell Lung Cancer." *Cancer*, 12.

7　實際年齡和生物年齡
- Roizen, Michael F. *Real Age: Are you as young as you can be?* New York: Harper Collins, 1999.
- Michel, S., et al. "The Aging Clock," in *Circadian Medicine*, 1st ed., pp. 321-335.
- Yaku, K., et al. "NAD Metabolism: Implications in Aging and Longevity," *Aging Research Reviews, 47*(2018): 1-17.
- Kenyon, C. "The Genetics of Aging," *Nature, 464*(2010): 504-512.
- Horvath, S. "DNA methylation age of human tissues and cell types," *Genome Biology*, 14(10), R115 (2013).

- Hannum, G., et al. "Genome-wide methylation profiles reveal quantitative views of human aging rates," *Molecular Cell*, *49*(2), 359-367 (2013).
- Blackburn, E. H., & Epel, E. S. "Telomeres and adversity: Too toxic to ignore," *Nature*, 490(7419), 169-171 (2012).
- Levine, M. E., et al. "An epigenetic biomarker of aging for lifespan and healthspan," *Aging*, 10(4), 573-589 (2018).
- Belsky, D. W., et al. "Quantification of biological aging in young adults," *Proceedings of the National Academy of Sciences*, *112*(30), E4104-E4110 (2015).
- Levine, M. E. "Modeling the rate of senescence: Can estimated biological age predict mortality more accurately than chronological age?" *The Journals of Gerontology: Series A*, 68(6), 667-674 (2013).

8　藍區的長壽祕密

- Buettner, D., & Skemp, S. (2016). "Blue Zones: Lessons from the World's Longest-Lived." *American Journal of Lifestyle Medicine*, 10(5), 318-321.
- Poulain, M., Herm, A., & Pes, G. (2013). "The Blue Zones: Areas of Exceptional Longevity around the World." *Vienna Yearbook of Population Research*, 11(1), 87.
- Shavlik, D. J., & Fraser, G. E. (2001). "Ten years of life: Is it a matter of choice?" *Archives of Internal Medicine*, 1645-52.
- Willcox, D. C., Willcox, B. J., et al. (2008). "They Really Are That Old: A Validation Study of Centenarian Prevalence in Okinawa." *Journal of Gerontology*, 63A, 338-49.

9　老化醫療對社會經濟的影響

- World Health Organization (2012). "Dementia Cases Set to Triple by 2025 but Still Largely Ignored." *News Release*, April 11, 2012.
- Crimmins, E. M. (2015). "Lifespan and Healthspan: Past, Present, and Promise." *The Gerontologist*, 55, 901.
- Goldsmith, J. (2017). "America's Health and the 2016 Election: An Unexpected Connection." *The Health Care Blog*, January 4, 2017.
- Bugental, D. B., & Grusec, J. E. (2007). "Ageism: A Review of Research and Policy Implications." *Social Issues and Policy Review*, 1(1), 173-216.
- Levy, S. B. (2021). "Activities of Daily Living." *StatPearls*, September 26.
- Linzer, K., et al. (2020). "Planning for an Aging Population." *McKinsey Global Institute*,

July 31.

10 細胞

- Eddy, E. M., Clark, J. M., Gong, D., & Fenderson, B. A. (1981). Origin and migration of primordial germ cells in mammals. Gamete Research, 4(4), 333–362.
- Schrock, E., du Manoir, S., Veldman, T., Schoell, B., Wienberg, J., Ferguson-Smith, M. A., … & Ried, T. (1996). Multicolor spectral karyotyping of human chromosomes. Science, 273(5274), 494–497.
- Darwin, C. (1871). The descent of man, and selection in relation to sex. London: John Murray.
- Henig, R. M. (2000). The monk in the garden: The lost and found genius of Gregor Mendel, the father of genetics. Houghton Mifflin Harcourt.
- Landau, M. (1991). Narratives of human evolution. Yale University Press.
- Gupta, R., Calvo, S. E., & Mootha, V. K. (2023). Nuclear genome influences mitochondrial DNA heteroplasmy and copy number in humans. Nature, 619, 123–129.

第二篇：從細胞學與生物化學探討老化過程

11　單一細胞的啟示

- King, B. (2014). "9,096 Stars in the Sky - Is That All?" *Sky & Telescope*, September 17, 2014.
- Falchi, F., Cinzano, P., Duriscoe, D., Kyba, C. C. M., Elvidge, C. D., Baugh, K., et al. (2016). "The New World Atlas of Artificial Night Sky Brightness." *Science Advances*, 2(6).
- Roux, W. (1888). "Contributions to the Developmental Mechanics of the Embryo: On Artificial Production of Half-Embryos." In *Foundations of Experimental Embryology*.
- Driesch, H. (1892). "The Pluripotency of the First Two Cleavage Cells in Echinoderm Development: Experimental Production of Partial and Double Formations." In *Foundations of Experimental Embryology*.
- Spemann, H., & Mangold, H. (1924). "Über Induktion von Embryonalanlagen durch Implantation arfrämder Organisatoren." *Archiv für die Entwicklungsmechanik der Organismen*, 100, 599.
- Church, G. (2013). "De-Extinction Is A Good Idea." *Scientific American*, September 1, 2013.
- Agapakis, C. (2013). "Alpha Males and Adventurous Human Females: Gender and

Synthetic Genomics." *Scientific American*, January 22, 2013.
- Venter, J. C. (2007). *A Life Decoded: My Genome, My Life*. New York: Viking.

12 端粒酶和山中因數
- Kimura, M., et al. (2008). "Telomere Length and Mortality: A Study of Leukocytes in Elderly Danish Twins." *American Journal of Epidemiology*, 799–806.
- Rode, L., et al. (2015). "Peripheral Blood Leukocyte Telomere Length and Mortality Among 64,637 Individuals From the General Population." *Journal of the National Cancer Institute*, 107, djv074.
- Yamanaka, S. (2012). "Induced Pluripotent Stem Cells: Past, Present, and Future." *Cell Stem Cell*, 10(6), 678–684.
- Lu, Y., Brommer, B., et al. (2020). "Reprogramming to Recover Youthful Epigenetic Information and Restore Vision." *Nature*, 588, 124–129.
- Jacob, F., & Monod, J. (1961). "Genetic Regulatory Mechanism in the Synthesis of Proteins." *Journal of Molecular Biology*, 3(3), 318.
- Takahashi, K., & Yamanaka, S. (2006). "Induction of Pluripotent Stem Cells From Mouse Embryonic and Adult Fibroblast Cultures by Defined Factors." *Cell*, 126(4), 663–672.
- da Cruz, L., et al. (2018). "Phase Clinical Study of an Embryonic Stem Cell-Derived Retinal Pigment Epithelium Patch in Age-Related Macular Degeneration." *Nature Biotechnology*, 36, 328–337.
- Wainger, B., et al. (2021). "Effect of Ezogabine on Cortical and Spinal Motor Neuron Excitability in Amyotrophic Lateral Sclerosis: A Randomized Clinical Trial." *JAMA Neurology*, 78(2), 186–196.

13 幹細胞
- Tsai, W. C., et al. (2018). "Platelet-Rich Plasma Releasate Promotes Regeneration and Decreases Inflammation and Apoptosis of Injured Skeletal Muscle." *American Journal of Sports Medicine*, 46(8), 198–1986.
- Center for Biologic Evaluation and Research. (2022). "Approved Cellular and Gene Therapy Products." *U.S. FDA*, August 2, 2022.
- UCSF Alpha Stem Cell Clinic. (2022). "Clinical Trials," February 2022.
- Sternberg, G., et al. (2016). "Clinical Outcomes of Transplanted Modified Bone Marrow-Derived Stem Cells in Stroke: A Phase 1/2 Study." *Stroke*, 47, 1817–1824.

- Singh, R., et al. (2018). "Pluripotent Stem Cells Fit Retina Tissue Engineering: Current Status and Future Prospects." *Stem Cell Reviews & Reports*, 14(4), 463–483.
- Till, J. E., & McCulloch, E. A. (1961). "A Direct Measurement of Radiation Sensitivity of Normal Mouse Bone Marrow Cells." *Radiation Research*, 14, 213–222.
- Delaware, M., et al. (2018). "Non-Tumorigenic Pluripotent Reparative Muse Cells Provide a New Therapeutic Approach for neurologic Disease."

14　基因治療

- Ishino, Y., et al. (1987). "Nucleotide Sequence of the Ian Gene, Responsible for Alkaline Phosphatase Isozyme Conversion in E. Coli." *Journal of Bacteriology*, Aug. 22, 1987.
- Tan, T., et al. (2021). "Chimeric Contribution of Human Extended Pluripotent Stem Cells to Monkey Embryos Vivo." *Cell*, 184(8), 2020–2032.
- Regalado, A., et al. (2022). "The Gene-Edited Pig Heart Given to a Dying Patient Was Infected with a Pig Virus." *Technology Review*, May 4, 2022.
- Lander, E. S., et al. (2015) "The Heroes of CRISPR." *Cell*, vol. 164, no. 1-2, 2015, pp. 18–20.
- Greely, H. (2019). "CRISPR'd Babies: Human Germline Genome Editing in the 'He Jiankui Affair.'" *Journal of Law and the Bioscience*, 6, 111–183.

15　暴君基因

- Venter, J. C., et al. (2001). "The Sequence of the Human Genome." *Science*, 291, 1304–1351.
- Ruby, J. G., et al. (2018). "Estimates of the Heritability of Human Longevity are Substantially Inflated Due to Assortative Mating." *Genetics*, 210(3), 1109–1124.
- Hjelmborg, J., et al. (2006). "Genetic Influence on Human Lifespan and Longevity." *Human Genetics*, 119, 312–321.
- Herskind, A. M., et al. (1996). "The Heritability of Human Longevity: A Population-Based Study of 2,872 Danish Twins." *Human Genetics*, 97(3).
- Crick, F. (1968). "The Origin of the Genetic Code." *Journal of Molecular Biology*, Dec. 28.
- Doudna, J. (2002). "The Chemical Repertoire of Natural Ribozymes." *Nature*, July 11.
- Doudna, J., et al. (2006). "Structural Basis for Double-Stranded RNA Processing by Dicer." *Science*, Jan. 13.
- Boyle, P., et al. (2020). "Coronavirus Testing: How Academic Medical Labs Are Stepping up to Fill a Void." *AAMC*, March 12.

- Walls, A., et al. (2020). "Structure, Function, and Antigenicity of the SARS-CoV-2 Spike Glycoprotein." *Cell*, March 9.

16　胚胎學
- Roux, W. (1888). "Contributions to the Developmental Mechanics of the Embryo, the Missing Half of the Body."
- Willier, B. (Ed.). (1964). *Foundations of Experimental Embryology*.
- Spermann, H. (1924). "Induction of Embryonic Primordia by Implantation Organizers from Different Species."
- Tarkowski, A., et al. (1967). "Development of Blastomeres of Mouse Eggs Isolated at the 4-and 8-Cell Stage." *Journal of Embryology and Experimental Morphology*, *18*(1).
- Anzi, S., et al. (2018). "Postnatal Exocrine Pancreas Growth by Cellular Hypertrophy Correlates with Shorter Lifespan in Mammals." *Developmental Cell*, 45(6).
- Lim, G., et al. (2020). "Keratins Are Asymmetrically Inherited Fate Determinants in the Mammalian Embryo." *Nature*, *85*, 404–409.
- Hariri, R. (2001). "Method of Collecting Placental Stem Cells." *US Patent No.7045148*.

17　三高：高血糖、高脂肪、高血壓
- Rao, K., et al. (2011). "Diabetes Mellitus, Fasting Glucose, and Risk of Cause-Specific Death." *New England Journal of Medicine*, *364*, 829–841.
- Mergenthaler, P., et al. (2013). "Sugar for the Brain: The Role of Glucose in Physiological and Pathological Brain Function." *Trends in Neuroscience*, *36*, 587–597.
- Burhans, M. S., et al. (2018). "Contribution of Adipose Tissue Inflammation to the Development of Type 2 Diabetes Mellitus." *Comprehensive Physiology*, *9*, 1–58.
- Sutton, E. F., et al. (2018). "Early Time-Restricted Feeding Improves Insulin Sensitivity, Blood Pressure, and Oxidative Stress Even Without Weight Loss in Men with Prediabetes." *Cell Metabolism*, *27*, 1212–1221.
- World Health Organization. (2015). "Raised Blood Pressure." *Global Health Observatory*.
- Whelton, P., et al. (2017). "The 2017 Clinical Practice Guideline for High Blood Pressure." *JAMA*, *318*(2).
- M. O'Donnell, et al.(2014), "Urinary Sodium and Potassium Excretion, Mortality, and Cardiovascular Events," *New England Journal of Medicine*, *371* (2014): 612–623.
- Cleveland Clinic(2021), "Why Diastolic Dysfunction Raises Death Risk," February 21, 2021.

18　癌症

- Waks, A. G., et al. (2019). "Breast cancer treatment: A review." *JAMA, 321*(3), 288–300.
- Aiello, N., et al. (2016). "Echoes of the embryo: Using the developmental biology toolkit to study cancer." *Dis. Model. Mech., 9*(2), 105.
- Hingorsni, S., et al. (2005). "p53R172H and KrasG cooperate to promote chromosomal instability in mice." *Cancer Cell, 7*(5), 469–83.
- Hadley, K., et al. (2018). "Cell-of-origin patterns dominate the molecular classification of 10,000 tumors from 33 types of cancer." *Cell, 173*(2).
- Folkman, J. (1971). "Tumor angiogenesis: Therapeutic implications." *NEJM, 285*(21), 1182–86.
- Rhim, A., et al. (2014). "Stromal elements act to restrain, rather than support, pancreatic ductal adeno-carcinoma." *Cancer Cell, 25*(6).
- Sahai, E., et al. (2020). "A framework for advancing our understanding of cancer-associated fibroblasts." *Nat. Rev. Cancer, 20*(3).
- YouLu, et al. (2020). "Safety and feasibility of CRISPR-edited T cells in patients with refractory non-small cell lung cancer." *Nat. Med., 26*(5), 732–40.
- Hanahan, D., et al. (2011). "The hallmarks of cancer: The next generation." *Cell, 144*, 646–74.
- Hopkins, B. D., et al. (2018). "Suppression of insulin feedback enhances the efficacy of P13K inhibitors." *Nature, 560*, 499–503.
- de Groot, et al. (2020). "Fasting diet as an adjunct to neoadjuvant chemotherapy for breast cancer in the multicentre randomized phase 2 trial." *Nat. Commun., 11*, 3083.
- Jolie, A. (2013). "My medical choice." *The New York Times*, May 14, 2013.

19　微生物

- Lederberg, J., et al. (1992). *Emerging Infections: Microbial Threats to Health in the United States*. Washington, DC: National Academies Press.
- Reid, M., et al. (2019). "Building a TB-Free World: Lancet Commission on TB." *Lancet, 393*, 1331–1384.
- Quammen, D. (2018). *The Tangled Tree: A Radical New History of Life*. New York: Simon & Schuster.
- Gilbert, J. A., et al. (2018). "Current Understanding of the Human Microbiome." *Nature*

Medicine, 24, 392–400.
- Prescott, S. L. (2017). "History of Medicine: Origin of the Term Microbiome and Why It Matters." *Human Microbiome Journey, 4*, 24–25.
- Blaser, M. (2014). *Missing Microbes: How the Overuse of Antibiotics Is Fueling Our Modern Plagues*. New York: Henry Holt.
- Pennisi, E. (2019). "Gut Bacteria Linked to Mental Well-Being and Depression." *Science*, 363(6427), 569.
- Houldcroft, C. J., et al. (2016). "Neanderthals May Have Been Infected by Diseases Carried out of Africa by Humans." *American Journal of Physical Anthropology*, July, 379–388.
- Tkavc, R., et al. (2019). "Prospects for Fungal Bioremediation of Acidic Radioactive Waste Sites." *Frontiers in Microbiology*, January 8.

第三篇：日常生活健康指南

20　運動

- Anderson, D. (2001). "Recovering Humanity: Movement, Sport, and Nature." *Journal of the Philosophy of Sport, 28*, 140–150.
- Schnyder, S., et al. (2015). "Muscles as an Endocrine Organ: Myokines and Exercise." *Bone, 89*, 115–125.
- Schuch, F., et al. (2016). "Exercise as a Treatment for Depression: A Meta-Analysis Adjusting for Publication Bias." *Journal of Psychiatric Research, 77*, 42–51.
- Bunout, D., et al. (2011). "Association between Sarcopenia and Mortality in Healthy Older People." *Australasian Journal of Ageing, 30*, 89–92.
- Kokkinos, P., et al. (2022). "Cardio-Respiratory Fitness and Mortality Risk Across the Spectra of Age, Sex, and Race." *Journal of the American College of Cardiology, 80*, 598–609.
- Zentner, M., et al. (2022). "Rhythmic Engagement with Music in Early Childhood: A Replication and Extension." *Journal of Research in Music Education, 69*, 332–343.
- Sacks, O., MD (1991). "Forever Young: Music and Aging." Special Hearing Committee on Age, United States Senate. Washington, DC: August 1.
- Esteban, L., et al. (2022). "Handgrip Strength and All-Cause Dementia Incidence and Mortality." *Journal of Cachexia, Sarcopenia, and Muscle, 13*, 1514–1525.

- Trappe, S., et al. (2013). "New Records in Aerobic Power Among Octogenarian Lifelong Endurance Athletes." *Journal of Applied Physiology*, 114, 3–10.
- Steiner, J. L., et al. (2011). "Exercise Training Increases Mitochondrial Biogenesis in the Brain." *Journal of Applied Physiology*, 111, no. 4.
- Guerrieri, D., et al. (2017). "Exercise in a Pill: The Latest on Exercise Mimetics." *Brain Plasticity*, 2, 153–169.
- Fan, W., et al. (2017). "Exercise Mimetic: Impact on Health and Performance." *Cell Metabolism*, 25, 242–247.

21　肌肉和肥胖

- Wastyk, H., et al. (2021). "Gut-Microbiota-Targeted Diets Modulate Human Immune Status." *Cell*, 184(16), 4137–4153.
- Srikanthan, P., et al. (2016). "Relations of Muscle Mass and Fat Mass to Cardiovascular Disease Mortality." *American Journal of Cardiology*, 8, 1355–1360.
- Cava, E., et al. (2017). "Preserving Healthy Muscle during Weight Loss." *Advances in Nutrition*, 3, 511–519.
- Neville, C. E., et al. (2013). "Effect of Increased Fruit and Vegetable Consumption on Physical Function and Muscle Strength in Older Adults." *Age*, 35, 2409–2422.
- Cypess, A. (2022). "Reassessing Human Adipose Tissue." *New England Journal of Medicine*, 286, 768–779.
- Bycura, D., et al. (2021). "Impact of Different Exercise Modalities on the Human Gut Microbiome." *Sports*, 2, 14.

22　睡眠

- Gallicchio, L., et al. (2009). "Sleep Duration and Mortality: A Systematic Review and Meta-Analysis." *Journal of Sleep Research*, 18(2), 148–158.
- Shechter, A., et al. (2020). "Interventions to Reduce Short-Wavelength (Blue) Light Exposure at Night and Their Effects on Sleep: A Systematic Review and Meta-Analysis." *Sleep Advances*, 1(1).
- Duffy, J. F., et al. (2015). "Aging and Circadian Rhythms." *Sleep Medicine Clinic*, 10(4), 423–434.
- Song, A., et al. (2017). "How Jet Lag Impairs Major League Baseball Performance." *Proceedings of the National Academy of Sciences*, 114(6).

- Spiegel, K., et al. (2002). "Effect of Sleep Deprivation on Response to Immunization." *JAMA, 288*(12), 1471–1472.
- Ward, E., et al. (2019). "Carcinogenicity of Night Shift Work." *Lancet Oncology, 20*(8), 1058–1059.
- Roenneherg, T., et al. (2016). "The Circadian Clock and Human Health." *Current Biology, 26*, 432–443.
- Roy, J., et al. (2018). "Greater Circadian Disadvantage during Evening Games for the NBA, NHL, NFL Teams Traveling Westward." *Journal of Sleep Research, 27*, 86–89.
- Itani, O., et al. (2017). "Short Sleep Duration and Health Outcome: A Systematic Review, Meta-Analysis." *Sleep Medicine, 32*, 246–256.

23　營養

- US Government Dietary Guidelines Advisory Committee. (2015). "Cholesterol is not a Nutrient of Concern." Dietary Guidelines.
- Standl, E., et al. (2011). "Postprandial Hyperglycemia and Glycemic Variability: Should We Care?" *Diabetes Care, 34*, 120-127.
- Echouffo-Tcheugui, J. B., et al. (2019). "Visit-to-visit Glycemic Variability and Risks of Cardiovascular Events and All-cause Mortality." *Diabetes Care, 42*, 486-493.
- Baum, J. I., et al. (2016). "Protein Consumption and the Elderly: What is the Optimal Level of Intake?" *Nutrients, 8*, 359.
- Rozentryt, P., et al. (2010). "The Effects of a High-Caloric Protein-Rich Oral Nutritional Supplement in Patients with Chronic Heart Failure and Cachexia on Quality of Life, Body Composition, and Inflammation Markers: A Randomized, Double-Blind Pilot Study." *Ca.Sac.M., 1*.
- Schwingshackl, L., et al. (2021). "Total Dietary Fat Intake, Fat Quality, and Health Outcome: A Scoping Review of Systematic Reviews of Prospective Studies." *Annals of Nutrition and Metabolism, 77*, 4-15.
- Biddinger, K. J., et al. (2022). "Association of Habitual Alcohol Intake with Risk of Cardiovascular Disease." *JAMA Open, 5*, 3849.
- Avgerinos, K. I., et al. (2019). "Obesity and Cancer Risk: Emerging Biological Mechanisms and Protectives." *Metabolism, 91*, 121-135.
- Nymo, S., et al. (2017). "Timeline of Changes in Appetite During Weight Loss with Ketogenic Diet." *International Journal of Obesity, 41*, 1224-1231.

- Pawlak, R., et al. (2013). "How Prevalent is Vitamin B12 Deficiency Among Vegetarians?" *Nutrition Reviews, 71*(2), 110-117.
- Hooper, L., et al. (2020). "Reduction in Saturated Fat Intake for Cardiovascular Disease." *Cochrane Database of Systematic Reviews, 10*, 1002-1465.
- Templeman, I., et al. (2021). "A Randomized Controlled Trial to Isolate the Effects of Fasting and Energy Restriction on Weight Loss and Metabolic Health in Lean Adults." *Science Translational Medicine, 13*, 8043.

24　食物

- Panda, S., et al. (2015). "A Smartphone app reveals erratic diurnal eating patterns in humans that can be modulated for health benefits." *Cell Metabolism, 22*, 789–98.
- Estruch, R., et al. (2013). "Primary Prevention of Cardiovascular Disease with a Mediterranean Diet." *New England Journal of Medicine, 368*, 1279–1290.
- Estruch, R., et al. (2013). "Primary Prevention of CVS Disease with Mediterranean Diet." *New England Journal of Medicine, 368*, 1279–1290.
- Journel, M., et al. (2012). "Brain Responses to high-protein diets." *Advances in Nutrition Research, 3*, 322–29.
- Schwingshackl, L., et al. (2018). "Food Groups and Risk of Colorectal Cancer." *International Journal of Cancer, 142*, 1748–1758.
- Varady, K. A., et al. (2019). "Safety and Efficacy of Alternate Day Fasting." *Nature Reviews Endocrinology, 15*, 686–687.
- Sasco, A. J., et al. (2004). "Tobacco Smoking and Cancer: A Brief Review of Recent Epidemiological Evidence." *Lung Cancer, 45*(Suppl 2), S3–9.
- Lowe, D. A., et al. (2020). "Effect of time-restricted eating on weight loss and obesity: the treatment randomized clinical trial." *JAMA Internal Medicine, 180*, 1491–1499.
- Willcox, B. J., et al. (2008). "FOXO3A genotype is strongly associated with human longevity." *Proceedings of the National Academy of Sciences, 105*, 13987–13992.

25　營養補充品和維他命

- Ding, M., et al. (2015). "Association of Coffee Consumption with Total and Cause-Specific Mortality in Three Large Prospective Cohorts." *Circulation, 132*(24), 2305.
- Lying, S. K., et al. (2013). "Efficacy of Vitamin and Antioxidant Supplements in Prevention of Cardiovascular Diseases: Systematic Review and Meta-Analysis of

- Randomized Controlled Trials." *British Medical Journal*, 346, f10.
- Ruston, M., et al. (2009). "Antioxidants Prevent Health-Promoting Effects of Physical Exercise in Humans." *Proceedings of the National Academy of Sciences*, 106(21).
- Kantor, E., et al. (2016). "Trends in Dietary Supplement Use Among U.S. Adults." *JAMA*, 316.
- Nieves, A. R., et al. (2012). "Resveratrol in Medicinal Chemistry: A Critical Review." *Current Medicinal Chemistry*, 19, 1663-1681.
- Singhal, K., et al. (2017). "Probable Benefits of Green Tea with Genetic Implications." *Journal of Oral and Maxillofacial Pathology*, 21, 107-114.
- Schnell, S., et al. (2010). "The One-Year Mortality of Patients Treated in a Hip Fracture Program for Elderly." *Geriatric Orthopedic Surgery & Rehabilitation*, 1(1), 6-24.
- Grey, A., et al. (2014). "Clinical Trial Evidence and Use of Fish Oil Supplements." *JAMA*, 174, 460.
- Follow, J., et al. (2016). "Omega-3 Fatty Acid in Cardiovascular Disease: Supplements Are Not Substitutes for Prescription Products." *American Journal of Cardiovascular Drugs*, 16, 229-239.
- Dinette, T., et al. (2019). "A Herb Against Alzheimer's Disease." *Archives of Biochemistry and Biophysics*, 676, 108-153.
- Johnson, S., et al. (2023). "The Therapeutic Potential of Herbal Medicine: A Comprehensive Review." *Journal of Herbal Medicine* (January).

26　腸胃健康與和諧

- Thomas, S., et al. (2017). "The Host Microbiome Regulates and Maintains Human Health." *Cancer Research*, 77(8), 1783-1812.
- Jacobs, C., et al. (2011). "Investigation of Small Intestinal Fungal Overgrowth and/or Small Intestinal Bacterial Overgrowth in Chronic, Unexplained GI Symptoms." *Gastroenterology*, 140(5), S-810.
- You, L., et al. (2018). "The Relationship Between Frequently Used Glucose-Lowering Agents and Gut Microbiota in Type 2 DM." *Journal of Diabetes Research*, 2018, 1-10.
- Cynthia, L., et al. (2014). "Microbes, Microbiota, and Colon Cancer." *Cell Host and Microbe*, 15(3), 317-328.
- Christy, A., et al. (2015). "Antibiotic-Associated Diarrhea: A Refresh on Causes and Possible Prevention with Probiotics." *Journal of Pharmaceutical Practice*, 26(5), 476-482.

- Pittet, D., et al. (1994). "Candida Colonization and Subsequent Infection in Critically Ill Surgical Patients." *Annals of Surgery, 220*(6), 751-758.
- Hager, C. L., et al. (2019). "Effects of Novel Probiotic Combination on Pathogenic Bacteria-Fungal Biofilms." *MBio, 10*(3), e00338-19.
- Brit, S., et al. (2018). "Vagus Nerve as a Modulator of the Brain-Gut Axis in Psychiatric and Inflammatory Disorders." *Frontiers in Psychiatry, 9*, 44.
- Van Nood, E., et al. (2013). "Duodenal Infusion of Donor Feces for Recurrent Clostridium Difficile." *The New England Journal of Medicine (NEJM), 368*(5), 407-415.
- Harmon Courage, K. (2014). "Why is Dark Chocolate Good for You? Thank Your Microbes." *Scientific American*, March 19, 2014.
- Penn State University. (2018). "Using Mushrooms as a Prebiotic May Help Improve Glucose Regulation." *Science Daily*, August 16, 2018.
- Moelling, K. (Ed.). (2016). *Nutrition and the Microbiome. Annals of the New York Academy of Sciences*, May 2016.
- U.S. Departments of Agriculture (USDA) and Health and Human Services (HHS). (2020). *The Dietary Guidelines for Americans: 2020–2025*. Published every five years.

27 器官移植

- Dangoor, J., et al. (2015). "Transplantation: A Brief History." *Experimental and Clinical Transplantation, 1*(1), 1-5.
- Shayan, H. (2001). "Organ Transportation: From Myth to Reality." *Journal of Investigation Surgery, 14*(3), 135-138.
- Morris, P. (2004). "Transplantation: A Medical Miracle of the 20th Century." *The New England Journal of Medicine (NEJM), 352*(25), 2678-2680.
- Samanta, D. (2017). "Surendra Nath Sehgal: A Pioneer in Rapamycin Discovery." *Indian Journal of Cancer, 54*(4), 697-699.
- Lorua, K. (2015). "A Rogue Doctor Saved a Potential Miracle Drug by Storing Samples in His Home After Being Told to Throw Them Away." *Insider*, February 20, 2015.
- Simpson, E. (2014). "Medawar's Legacy to Cellular Immunology and Clinical Transplantation." *Philosophical Transactions B, 370*(1661), 1-12.
- YouTube. (n.d.). "The History of Transplantation." Available at: https://youtu.be/9DqD5C0s6ZY.
- YouTube. (n.d.). "The Discovery of Rapamycin." Available at: https://youtu.be/

Qi2GOrDooUw.

28　長壽藥

- Friend, T. (2017). "Silicon Valley's Quest to Live Forever." *New Yorker online*, March 27.
- de Grey, A. D. (2003). "The Foreseeability of Real Anti-Aging Medicine: Focusing the Debate." *Experimental Gerontology*, *38*(9), September 1.
- Lin, G. Y., et al. (2020). "mTOR at the Nexus of Nutrition, Growth, Ageing and Disease." *Nature Reviews Molecular Biology*, *21*(4), April.
- Creevy, K. E., et al. (2022). "An Open Science Study of Ageing in Companion Dogs." *Nature*, *692*(7895), February.
- Partridge, L., et al. (2020). "The Quest to Slow Ageing Through Drug Discovery." *Nature Reviews Drug Discovery*, *19*(8), August.
- Brenner, C. (2022). "Sirtuins Are Not Conserved Longevity Genes." *Life Metabolism*, 1(2), October.
- Covarrubias, A. J., et al. (2021). "NAD Metabolism and Its Role in Cellular Processes During Aging." *Nature Reviews Cell Biology*, (2), February.
- Strong, R., et al. (2013). "Evaluation of Resveratrol, Green Tea Extract, Curcumin, Oxaloacetic Acid, and Medium-Chain Triglyceride Oil on Life Span of Genetically Heterogeneous Mice." *Journal of Gerontology*.
- Marci, D., et al. (2013). "Living to 120 and Beyond: Americans' Views on Aging, Medical Advances, and Radical Life Extension." *Pew Research Center (P.R.C.)*.
- Hariri, R. J. (2001). "Method of Collecting Placental Stem Cells." December 5.
- Janssens, G. R. (2022). "Identification of Longevity Compounds with Minimized Probabilities of Side Effects." *Biogerontology*, 21.

29　歡笑幽默

- Nasr, S. J., et al. (2013). "No Laughing Matter: Laughter is Good Psychiatric Medicine." *Current Psychiatry*, *12*(8), 20-25.
- Whitney, C. R. (1997). "Jeanne Calment, World's Elder, Dies at 122." *New York Times*, August 5.
- Romundstad, S., et al. (2016). "A 15-Year Follow-Up Study of Sense of Humor and Causes of Mortality: The Norwegian Health Study." *Psychosomatic Medicine*, 78, 345-353.
- Koenig, H. (2012). "The Research and Clinical Implications." *ISRN Psychiatry: Religion, Spirituality, and Health*, *54*(02).

30　超人和人工智慧

- Vrselja, Z., et al. (2019). "Restoration of Brain Circulation and Cellular Function Hours Post-Mortem." *Nature*, *568*, 336-343.
- Farahany, N., et al. (2019). "Part-Revived Pig Brains Raise Slew of Ethical Quandaries." *Nature*, April 17.
- Bojic, S., et al. (2021). "Winter Is Coming: The Future of Cryopreservation." *BMC Biology*, *19*(1), March 24.
- Ribeiro, C., et al. (2022). "Can Transhumanism Save Our Species?" *The Guardian*, June 3.
- Hamilton, I. (2022). "The Story of Neuralink: Elon Musk's AI Brain Chip Company." *Business Insider* via *Yahoo News*, July 7.
- Sullivan, M. (2022). "Synchron's Nonsensical Implant BCI Could Offer New Hope for Paraplegics." *Fast Company*, June 3.
- Regalado, A. (2021). "Meet Altos Lab: Silicon Valley's Latest Wild Bet on Living Forever." *MIT Technology Review*, September 4.
- Rosenstein, M. (2022). "Rejuvenation by Controlled Reprogramming Is the Latest Gambit in Anti-Aging." *Nature Biotechnology*, *40*(2), February.

31　氣與電壓伏特

- Giuliano, P. (2005). *Volta: Science and Culture in the Age of Enlightenment*. Princeton University Press, Princeton, NJ, 111.
- Galvani, L. (1953). "Commentary on the Effects of Electricity on Muscle Motion." *Transactions*, Norwalk, CN, 79.
- Hodgkin, A., & Huxley, A. F. (1952). "A Quantitative Description of Membrane Current and Its Application to Conduction and Excitation in Nerve." *Journal of Physiology*, 117(4), 500-544.
- Fozzard, H. (2002). "Cardiac Sodium and Calcium Channels: A History of Excitatory Currents." *Cardiovascular Research*, 55(1), 1-8.
- Levin, M. (2016). "Exploring Instructive Physiological Signaling with the Bioelectric Tissue Simulation Engine." *Frontiers in Bioengineering*, 55.
- McNamara, H. M., et al. (2020). "Bioelectrical Domain Walls in Homogeneous Tissues." *Nature Physics*, 16.

結語

- Berg, C., et al. (2008). "The Effectiveness of a Hope Intervention in Coping with Cold Pressor Pain." *Journal of Health Psychology*, 13(6).
- Hood, L., et al. (2013). "The Human Genome Project: Big Science Transforms Biology and Medicine." *Genome Medicine*, 5, 79.
- King, A., et al. (2018). "New Scientific Wellness Strategy Could Cut Chronic Illnesses and Save Money." *Irish Times*, September 5.
- Rosenblatt-Rosen, O., et al. (2017). "The Human Cell Atlas: From Vision to Reality." *Nature*, 550, 451-453.
- Lauterbach, M. A., et al. (2012). "Finding, Defining, and Breaking the Diffraction Barrier in Microscopy - A Prospective." *OptiNano*, 1, 8.
- Aberlin, M. B. (2015). "Age-Old Question: How Do We Age, and Can We Slow It Down?" *The Scientist*, March 1.
- Book, R. (2005). *The Singularity Is Near: When Humans Transcend Biology*. Viking Press.

英中名詞對照

Acetylcholine 乙醯膽鹼
Acetylcholinesterase 乙醯膽鹼酯酶
Alcor Life Extension Foundation 阿爾科生命延續基金會
Amyloid plaque 類澱粉斑蛋白斑塊
Antioxidants 抗氧化劑
Anti-TB Drugs 抗結核藥物
Ascorbic acid 抗壞血酸
ATP 腺苷三磷酸
azathioprine 將硫唑嘌呤
Beta-blockers β 受體阻斷劑
Blood thinners 血液稀釋劑
BMI 身體質量指數
CALICO 加州生命公司
Cancer Stem Cells Therapy 癌症幹細胞療法
Candida 白色念珠菌
CETP 膽固醇酯轉移蛋白
ICI 免疫檢查點抑制劑
Cholesterol 膽固醇
Choline 膽鹼
Circadian Rhythm 日夜節奏
Clone 克隆
CDI 新型艱難梭菌感染

Complement System 補體系統
Cortisol 皮質醇
CTScan 電腦斷層掃瞄
Cyclosporine 環孢素
Dopamine 多巴胺
Double Helix 雙螺旋
Dysplasia 非典型增生
Endophine 腦內啡
Epigenetics 表觀遺傳學
FDA 美國食品藥物管理局
Free radicals 自由基
Glycation 糖基化
Hallmark of Aging 老化標誌
HbA1c 糖化血色素
HDL cholesterol 高密度膽固醇
Hippocampus 海馬迴
Hydrocortisone 氫化可的松
Immunotherapy 免疫綜合療法
Carcinoma in situ 原位癌
Insulin resistance 胰島素阻抗
Interleukin 白介素
iPSCs 誘導多能幹細胞
Keto diet 生酮飲食
Keto 酮體

Kinase 激酶
LDCT 次低劑量電腦斷層檢查
LDL cholesterol 低密度膽固醇
Lipoprotein 脂蛋白
Liquid Biopsy 液體活檢
Lovastatin 洛伐他汀
Lymphoma 淋巴瘤
Lysosomes 溶酶體
Melatonin 褪黑激素
Metformin 二甲雙胍
Methyl group 甲基基團
Methylation 甲基化
Monoclony 單克隆抗體
MRI 核磁共振
mvs 伏特電質
Mycobiome Diet 黴菌群飲食
Myelin 髓鞘
NCI 美國國家癌症中心
Neurons 神經元
NIH 美國國家衛生院
Non-small cell lung cancer 非小細胞肺癌
NSNAID 非類固醇抗發炎藥
Oncogene 促癌基因
Oxytocin 催產素
PaceMaker 心律調節器
Parkinson's disease 帕金森氏症
Penicillin 盤尼西林
Pet Scan 正子掃瞄
Phospholipid 磷脂
Postbiotic 益生代謝物
Prebiotic 益生元
Prefrontal Cortex 前額葉皮質
Probiotic 益生菌

Rapamycin 雷帕黴素
Resveratrol 白藜蘆醇
Ribozyme 核酶
RNA 核糖核酸
Sarcoma 肉瘤癌
Sarcopenia 肌少症
Serotonin 血清素
Small cell cancer 小細胞癌
Statins 他汀類藥物
Sugar-phosphate 糖磷酸
Tau 蛋白
T-cell T細胞
Telomere 端粒
Temporal Lobe 顳葉
Triglyceride 三酸甘油酯
Type 2 diabetes 第二型糖尿病
Vagus Nerve 迷走神經
Vancomycin 萬古黴素

關鍵字索引
（依首字筆劃數排序）

C型肝炎病毒 HCV　100
乙醯膽鹼酯酶 Acetylcholinesterase　56
二甲雙胍 Metformin　209, 213
三酸甘油酯 Triglyceride　48, 132, 177
小細胞癌 Small cell cancer　64
非典型增生 Dysplasia　139
心血管疾病　41, 182, 189
心律調節器 PaceMaker　216, 231
心臟病
日夜節奏 Circadian Rhythm　166
他汀類藥物 Statins　80, 213
加州生命公司 CALICO　211
正子掃瞄 Pet Scan　141
阿爾科生命延續基金會 Alcor Life Extension Foundation　208
生酮飲食 Keto diet　57, 141, 181, 182
甲基化 Methylation　43, 142
甲基基團 Methyl group　43, 68
白介素 Interleukin　63
白色念珠菌 Candida　193
白藜蘆醇 Resveratrol　210, 213
皮質醇 cortisol　167
伏特電質 mvs　230
多巴胺 Dopamine　54, 55, 216, 230

次低劑量電腦斷層檢查 LDCT　209
老人失智症　36, 53, 54, 157, 165, 166, 182, 196, 230
老化標誌 Hallmark of Aging　41
肉瘤癌 Sarcoma　139
肌少症 Sarcopenia　155
肌萎縮性脊髓側索硬化症　58
自由基 free radicals　46, 157, 187, 190
血液稀釋劑 Blood thinners　80
血液癌症　138
血清素 serotonin　55, 230
血糖　48, 49, 56, 131-132
亨丁頓式跳舞症　58
克隆 Clone　98-99
低密度膽固醇 LDL cholesterol　133, 173, 177
免疫系統　59-67, 103, 127, 128, 141, 143, 147, 165, 175, 194, 203
免疫綜合療法 Immunotherapy　143
免疫檢查點抑制劑 ICI　64, 65, 142
抗氧化劑 Antioxidants　44
抗結核藥物 Anti-TB Drugs　146
抗壞血酸 Ascorbic acid　188
身體質量指數 BMI　48, 71, 132

乳癌　28, 42, 53, 138, 139, 141, 142, 161, 238
受體阻斷劑 Beta-blockers　80
固態癌症　138
帕金森氏症 Parkinson's disease　43, 54, 101, 195, 231
肥胖　47-52, 141, 148, 163, 178
表觀遺傳學 Epigenetic　43, 68
阿茲海默症　16, 43, 53, 55, 58, 195
非小細胞肺癌 Non-small cell lung cancer　64, 140, 141
非類固醇抗發炎藥 NSNAID　55
促癌基因 Oncogene　142
前額葉皮質 Prefrontal Cortex　55
洛伐他汀 Lovastatin　193
美國食品藥物管理局 FDA　51, 65, 103, 141
美國國家衛生院 NIH　80, 105, 142, 211, 212, 222, 231
美國國家癌症中心 NCI　137
原位癌 Carcinoma in situ　139
核磁共振 MRI　71
核酶 Ribozyme　120
核糖核酸 RNA　97, 110, 119, 120, 147
海馬迴 Hippocampus　54, 58, 172
益生代謝物 Postbiotic　193, 194, 195
益生元 Prediotic　44, 193, 194, 195, 196, 197
益生菌 Probiotics　44, 187, 194-197
神經元 Neurons　229
胰島素阻抗 Insulin resistance　45, 49
脂蛋白 Lipoprotein　56, 132
迷走神經 Vagus Nerve　148, 195

高密度膽固醇 HDL cholesterol　48, 133, 177, 241
膽固醇酯轉移蛋白 CETP　56, 58
將硫唑嘌呤 azathioprine　203
敗血症　103
氫化可的松 hydrocortisone　203
液體活檢 Liquid Biopsy　66
淋巴瘤 Lymphoma　139
第二型糖尿病 Type 2 diabetes　45, 57, 130, 174
T細胞 T-cell　61, 63-66, 128, 143, 203, 204, 209
Tau 蛋白　55
貧血　103, 146, 190
單克隆抗體 Monoclony　65
腎臟癌　65
催產素 Oxytocin　230
新型艱難梭菌感染 CDI　149
新陳代謝症候群　16, 47, 161
溶酶體 Lysosomes　86, 211
腦內啡 Endophine　27, 216
腦癇症　230, 231
腺苷三磷酸 ATP　50, 87, 156, 174
萬古黴素 Vancomycin　149
補體系統 complement system　60
過敏　59, 60
酮體 Keto　57, 182, 184, 218
雷帕黴素 Rapamycin　203, 208, 209, 213
電腦斷層掃瞄 CTScan　71, 141
端粒 telomere　11, 42, 46, 69, 70, 95, 96, 97, 101, 120
誘導多能幹細胞 iPSCs　98, 101
憂鬱症　156, 195, 196

盤尼西林 Penicillin　24, 80, 193
激酶 Kinase　208 209
糖化血色素 HbA1c　131
糖基化 Glycation　44
糖磷酸 Sugar-phosphate　117
褪黑激素 Melatonin　167, 168
環孢素 Cyclosporine　203
癌症幹細胞療法 Cancer Stem Cells Therapy　142
磷脂 phospholipid　132
膽固醇 cholesterol　132-133
膽鹼 Choline　56
醣酮症　178
雙螺旋 Double Helix　110, 117, 118, 229
鏢靶治療　66, 128
類澱粉斑蛋白斑塊 amyloid plaque　43
攝護腺癌　138, 161
髓鞘 Myelin　55
黴菌群飲食 Mycobiome Diet　197
顳葉 Temporal Lobe　55

國家圖書館出版品預行編目 (CIP) 資料

科學抗老, 健康到老 : 旅美 50 載外科醫師教您的 31 個長壽之道 / 蔡榮聰著. -- 初版. -- 臺北市 : 遠流出版事業股份有限公司, 2025.02

面； 公分

ISBN 978-626-418-035-1(平裝)

1.CST: 老化 2.CST: 長生法

411.18   113017615

健康生活館 087

科學抗老，健康到老

旅美 50 載外科醫師教您的 31 個長壽之道

作　　者／蔡榮聰

編輯四部
總　編　輯／王秀婷
主　　編／李佳姍
行銷企劃／游雅君

特約校對／林怡君
封面設計／陳文德
攝　　影／看見影像工作室
內頁排版／薛美惠

發行人／王榮文
出版發行／遠流出版事業股份有限公司
地址／ 104005 台北市中山北路一段 11 號 13 樓
郵撥／ 0189456-1
電話／ (02) 25710297　傳真： (02) 25710197

ISBN 978-626-418-035-1
2025 年 2 月 1 日　初版一刷
2025 年 2 月 16 日　初版三刷
售價新臺幣 420 元
缺頁或破損的書，請寄回更換

有著作權・侵害必究　Printed in Taiwan

遠流博識網　www.ylib.com
E-mail：ylib@ylib.com